消化器外科術後アセスメント

ドレーンは語る

あのなあのな ちょっとココみといてくれへんか なんか
リークしてそうな 気いするんやわぁ リークやで リーク
えっ わからへん？もれとんやもれやそうやなんかでて
きとんのやええかちゃんとうちをええとこおいて
もらわへんかったらこれなおれへんでちゃんと
わかっとんのかおしえたっとるんやから
しっかりしいやぁ

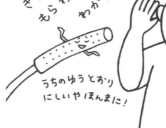

うちのゆうとおり
にしいや ほんまに！

愛知県がんセンター中央病院消化器外科
著 夏目誠治

MCメディカ出版

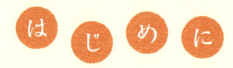

　人間誰でも、うまくいったことは大きな声で自慢しますが、都合の悪いことは小声で話すか、場合によってはごまかしてしまおう、そう考えるものです。

　われわれが日々暮らす医療の世界も例外ではありません。新しい薬、術式、他人とは異なる手技。これらに、われわれ医者や看護師さんは心躍らせます。確かに、それはそれでとても大切なことかもしれませんが、残念ながら「失敗談」や「トラブル撃退体験」などは、ほとんど発表・出版されません。

　手術の業界でいえば、術後合併症がまさにこれにあたります。外科医はこの話題にあまり触れたがりません。誰でも経験するものです。まったく合併症を経験したことのない外科医など存在しません。しかし、それらを赤裸々に語ることはめったにありません。「あの先生は技術が足りないんじゃないか？」とか「よくあんな恥ずかしいこと発表するよね」とかいった心ない誹謗中傷に晒されることを恐れてか、単純に恥ずかしいだけなのかはわかりませんが。おそらく、これまで「ドレーン」や「瘻孔管理」などについて詳しく記した書物が少ない理由はそこにあると思います。

　だって結局、術後合併症がなければ「ドレーン」なんて必要ないからです。縫合不全を経験し、おなかを痛がり、高熱にうなされる患者さんをみて、初めて外科医は本当にドレーンの大切さを認識します。この話題に触れることは、そういうつらい体験や恥を少なからず表現することに直結します。

　いっぽう、自分の話はしたがらないクセに、他人の合併症には興味津々です。外科医は基本的に少し根性が悪いのでしょう。他の先生が執刀した

手術症例の経過が悪かったり、再手術になったりすると、皆おおいに盛り上がるものです。「ああいう手技がいかんのかねー？」とか「俺だったら、あんなふうにならないけどね」といった根拠のない自信家の発言も含め、とにかく他人の手術の失敗談があれば、ご飯3杯くらい食べられちゃいます。……話がそれました。

　とにかく、私は外科医になってからこれまで、「わかりやすい」と思ったドレーンの本を読んだことがありませんでした。ですから若い時（今も？）わからないことだらけでしたが、先輩医師や年配の（？）看護師さん、レントゲン技師さん、放射線科の先生など、さまざまな方々に教えを乞いました。

　本書に書いた内容は、これまで勤務した五つの病院でそのようにして経験・勉強したことを自分なりに解釈したものです。はっきり言います。多少は間違っている可能性も否定はできません。しかし、わかりやすいという点では自信があります。本書はあらゆる点で未熟かつ未完成かもしれませんが、読んでくれた皆さんが新しい「ドレーン道」「瘻孔学」を開拓してくださることで、これまであまり日の当たらなかったこの業界が大きく進歩し、患者さんの回復が一日でも早くなることを、心より願っています。

夏目誠治

Contents
もくじ

はじめに 2

―――――――――――― 総論 ――――――――――――

第1章　ドレーンの役割 6
①おなかの中の情報を探る　②ドレーンからの情報は信用できる？　③信用できないこともあるのに、ドレーンは必要？　④じゃあ、何を信用すればいいのか？　⑤究極の選択　⑥もう一つのドレーンの役割 治療目的　⑦縫合不全の治りかた　⑧まとめ

第2章　排液の性状 20
①「大丈夫なとき」に使う表現　②やばい色 赤編　③やばい色 赤以外編　④色以外の問題　⑤まとめ

第3章　ドレーン管理の実際 33
①誰の仕事？ ではなく、誰のための仕事？　②ドレーン刺入部の観察　③ドレーンの固定　④排液の観察　⑤チューブの管理　⑥患者さんの病態を考えること　⑦まとめ

第4章　ドレーンの異常を発見したら 45
①ドレーンが抜けている　②ドレーンが抜けかけている　③出血　④ドレーン排液の異常(出血以外)　⑤ドレーンからの排液が減った、止まった　⑥まとめ

第5章　ドレーンを分類してみよう 57
①役割による分類　②挿入時期による分類　③開放式ドレーンと閉鎖式ドレーン　④おまけ――閉鎖式ドレーンの接続先

第6章　真の消化器外科ナースであれば、瘻孔を極めよう 71
①瘻孔って？　②瘻孔のできかた　③瘻孔ができることは良いこと？ 悪いこと？　④瘻孔はどれくらいでできるの？　⑤まとめ――に代えて消化器外科医の独り言

第7章　ドレーン交換とは　……… 83
①ドレーン交換が必要な理由　②ドレーン交換の時期　③ドレーン交換の手技　④メジャーリーク？　それともマイナーリーク？　⑤マイナーリークの治りかた　⑥まとめ

第8章　ドレーン交換における看護師さんの仕事　……… 96
①ドレーン交換前夜　患者さんへの説明　②ドレーン交換当日　③まとめ

第9章　ドレーン抜去　……… 105
①そもそも「術後経過良好」とは　②熱があるときは？　③排液量は？　④術後何日目？　早く抜く？　⑤抜きかた　⑥まとめ

─── 各論 ───

第10章　消化管吻合部のドレーン　……… 115
①胃切除術　②直腸前方切除術　③まとめ

第11章　膵液漏の恐怖　……… 125
①膵液漏の診断　②膵液漏のドレーン管理　③出血の恐怖　④膵液漏を発生する可能性がある術式　⑤まとめ

第12章　膵頭十二指腸切除のドレーン管理　……… 137
①PDが適応となる疾患　②術式、再建、ドレーン　③代表的な合併症　その1　膵液漏　④代表的な合併症　その2　胆汁漏　⑤まとめ

第13章　肝切除のドレーン管理　……… 152
①出血か胆汁　②再開腹？　それとも様子をみる？　③まとめ

おわりに ……… 160
索引 ……… 162

第1章

総論
ドレーンの役割

手術後患者さんにつながる数多くの管

　想像してください。
　手術を終えた患者さんが、手術室から戻ってきました。手術着の上にラフに白衣を羽織るだけで二割増しカッコよく見えると自負している外科医は、チャチャっと術後の指示を出して早く家に帰りたいオーラ満々です。胸元から覗く毛がセクシーです。「点滴は？」とか「血糖測定は？」とか細かいことを聞いてくる看護師さんに「いつもどおりでいいよ」なんて面倒くさそうに言い放ちます。

　看護師「○○さん、手術が終わって病棟に帰ってきましたよ。痛みますか？」
　意識は大丈夫。モニターつけて、血圧測って、体温測って。あー、点滴とAラインが絡みまくってスパゲッティ(怒)。オペ室で直してきてよねー（プ

リプリ）。でも最近体得した営業スマイルをフル活用して、オペ室からの申し送りを聞きます。

　オペ看「○○さん。膵臓癌で膵頭十二指腸切除を予定どおりやってきました。術中とくに問題ありません。再建はチャイルドでー、ドレーンはWinslowと膵腸吻合部、あと膵管チューブが入っています」

　おっと難しいことをいろいろ言いはじめたぞ。とくに「ドレーンは──」以降のクダリがよくわからない。ふと患者さんを見ると、数本の管、排液バッグが接続されている。こんなこと言ってはいけない。わかっている。わかっているが、言いたい。「なんでこんなに何本も管があるの？　メンドクサイじゃないの」と。

　今この本を手にとられたあなたの周りには、こんなけしからん考えの医療者はいないでしょう。でも万一、そんな不届きものがいたとしたら、優しく教えてあげてください。この本を読めば、ドレーンが大事な役割を持っていることがわかるよ、と。

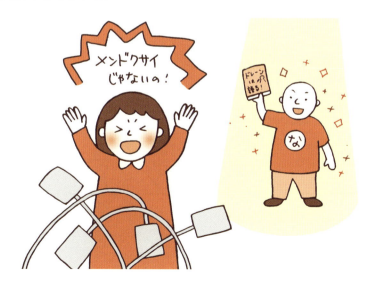

おなかの中の情報を探る

　こんなことを考えたことはありませんか？（もしなかったら想像してください）

　術後の患者さんが、高熱にうなされている。でも原因がわからない。

　原因はいろいろ考えられます。術後の肺炎かもしれない。点滴ルートの感染かも。

　でもやっぱり知りたいのは、術後の患者なので、おなかの中に問題がないか？ですよね。たとえば縫合不全、たとえば腹腔内膿瘍。そんなとき、おなかの中が透視できればいいなーって思います。それとも、おなかの傷がファスナーみたいに簡単に痛みもなくもう一度開腹できればなーとか。（ちょっとシュール？）

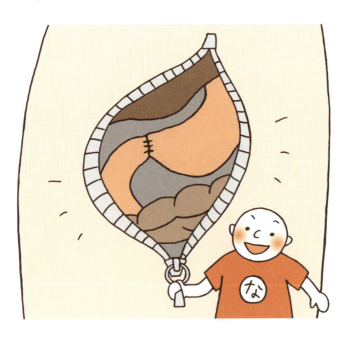

要するに、どの発想も、**患者さんに負担をかけずにおなかの中の情報を探りたい**のです。ドレーンの重要な役割の一つは、まさにこれです。

　たとえば、腸管を吻合した部位にドレーンが留置されていたら、縫合不全があれば、ドレーンから腸管の内容物が流出してくるでしょう（俗にいう「う●ち」）。膵臓の手術の後であれば、どうでしょう。もし膵液漏があれば、ドレーンから、膵液が混じった赤ワイン色の液体が流出してきます。

　このように、**おなかの中の情報を探る**目的で留置されているドレーンのことを、専門的には**「情報ドレーン」**とか、ちょっと気取って英語で**「インフォメーションドレーン」**と呼んだりします。

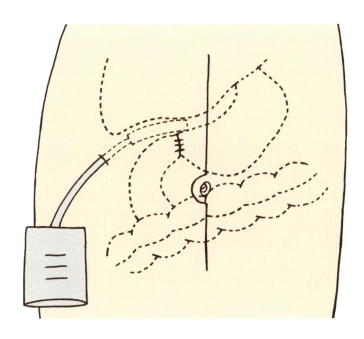

ドレーンからの情報は信用できる?

　開腹手術後の、おなかの中の異常をわれわれに教えてくれる、じつにありがたい「情報ドレーン」ですが、はたして、その「情報」は万能なのでしょうか？

　実際の例で考えてみましょう。直腸癌手術後5日目の患者さんが39℃の高熱を出して震えています。下腹部も痛いと言っており、お腹も張っています。さあ情報ドレーンはどうだ？と思って、ドレーンを観察しました。ここで、「ドレーンから茶色い臭い汁が出てきている」となれば、話は簡単です。でもドレーンの排液は昨日までと変わらずきれいです。そんなとき、あなたはどう考えますか？

　「ドレーンがきれいだから、縫合不全ではないわー。ご飯も食べてもらって大丈夫。先生も呼ばなくてOK」

　吉本新喜劇なら出演者が全員で盛大にズッコケル場面ですね。おそらく、こんな人はいないだろうと思います。つまり、**ドレーンからの情報は信用できない**こともよくあるのです。

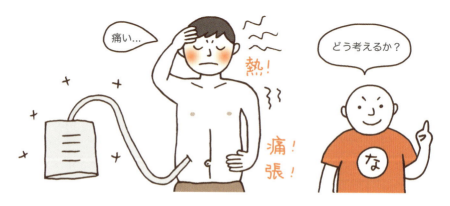

がっかりですね。何のためのドレーン？　金返せ！！　いろいろご批判はあると思います。じゃあ、どうしてこういうことが起きるのでしょう。

理由はいくつか考えられます。代表的なものとして、**「ドレーンが効いていない」**事態があります。

多くの場合、手術後に挿入されるドレーンは1つの吻合について1本です。でも腸の断面は丸いですよね。腸の吻合部の断面を時計に見立てたとき、12時の方向から縫合不全を起こすか、5時の方向から縫合不全を起こすかはわかりません。つまり、ドレーンの挿入してある近くから縫合不全を起こせば、すぐにドレーンの排液が汚くなりますが、ドレーンの効いていない部分での異常なら、漏れた汚い液体はドレーンの存在しない場所に流れていきます。したがって、「熱が出たり、腹が痛くなったりするのに、ドレーンはきれい」という状況が完成します。

他には、手術の際には適切に吻合部のそばに挿入されていたドレーンが、術後数日経ってから**位置がズレた**（これをわれわれは**「ドレーンが跳ねる」**と言います）なんてことも考えられます。

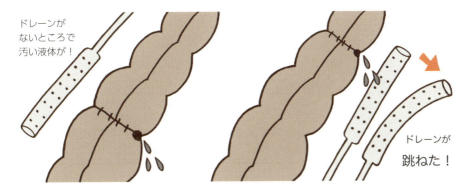

「ドレーンが効かない」理由としては、他に**ドレーンの閉塞**なども考えられます。

3 信用できないこともあるのに、ドレーンは必要？

　そうですよね。信用できないなら、なくてもいいじゃないって思います。……いえいえ、それは乱暴です。一度冷静になりましょう。

　信用できることも多々あるのです。 それは、ドレーンから実際に汚い液体が流出してきたときです。これは信用できます。
　ドレーンから「う●ち」を思わせるにおいの茶色い液体が流出してきたら、これは間違いなく縫合不全です。胃切除術後のドレーンからニンジンのかけらが流出してきたら、やっぱり縫合不全です。つまり、**汚い液体が出てきたときには信用してもいい**のです。そのときは、堂々と主張しましょう。「先生、縫合不全です」と。

　でも、外科医はふだん威張ってはいますが、じつは繊細な生き物です。彼らは吹けば飛びそうな自尊心にしがみついて生きています。あんまりイジメルと明日から病院に来なくなるかもしれません。
　もし、あなたに最後の優しさがあるなら、こうやって言ってあげましょう。「先生、◎◎さんのドレーン、昨日と性状が変わったみたいです。一度見てください」
　先生はきっと、見に来て一人で盛大にガッカリすることでしょう。

　万一、せっかくあなたが気を使って優しく言ってあげているのに、見に来てくれなさそうなときは？　残念です。ハッキリ言ってあげましょう。「漏れてるよ」って。

じゃあ、何を信用すればいいのか？

　話が横道にそれましたので、戻します。これまでの話を要約すると、ドレーンは「おなかの中の情報を教えてくれる道具、でもきれいだからと言って信用できない」ということになります。頼りないですね。じゃあ、何を信用すればよいのでしょう？

　ズバリ、**患者さんの状態**です。ドレーンは体温や血圧、脈や酸素飽和度と同様、**患者さんの状態を反映させるモニターの一つ**にすぎません。ドレーンがきれいだったとき、患者さんが熱もなく元気であれば、きっと大丈夫です。逆に患者さんが熱で震えていたり、腹痛が強かったりした場合は、仮にドレーンがきれいであっても安心はできません。「ドレーンが効いていないだけかもしれない」と考えることは、とっても大事です。

　繰り返します。ドレーンはおなかの中の情報を教えてくれる便利な道具であることは確かですが、あくまで道具の一つにすぎません。**最も信用しなければならないのは患者さんの全身状態です。**

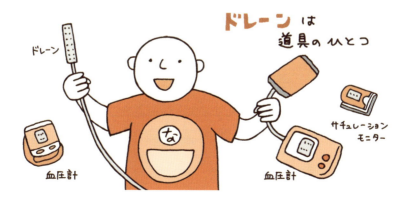

5 究極の選択

　私が、研修医だったころ先輩の外科医に聞かれたことがあります。「術後の患者で、『①ドレーンはきれいだけど高熱がある患者』と『②ドレーンから便汁が出てくるけど熱がない患者』どっちがいい？」
　まさに究極の選択ですね。昔はやった「う●こ味のカレーvsカレー味のう●こ」くらいの名勝負です。しかし、実にドレーンの本質を突いた、質問だと思います。

　われわれ外科医にとって、縫合不全というのは不名誉な合併症であることは間違いありません。ですから、ドレーンから便汁が出てくる状況は何としても避けたい事態です。
　でも、不名誉は自尊心の問題です。もっと怖いのは、「どうして患者の熱が下がらないかわからない！」とか「理由もわからず患者の状態が悪い」という状況です。

　p.12で申し上げたとおり、「ドレーンから便汁が出る」ということは、すなわちドレーンが信用できるということですが、「ドレーン排液がきれい」というのは、必ずしもドレーンが信用できるわけではないことを意味します。

　術後管理はすべて、患者さんの全身状態を改善するために行なうものです。ドレーンはそのために使用する大事な道具です。でも、本末転倒してはいけません。あくまでも、大事なのは「患者さんの全身状態が良いかどうか？」です。

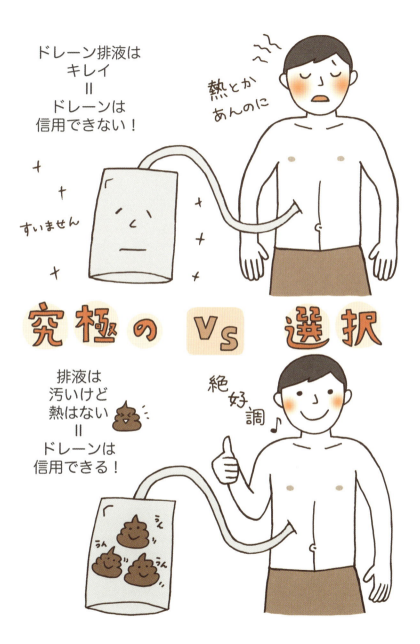

6 もう一つのドレーンの役割 治療目的

　これまで、ドレーンの役割として、情報ドレーンの説明をしてきました。ドレーンにはもう一つ大きな役割があります。

　たとえ話をしましょう。家の屋根に穴があって、雨漏りしているとしましょう。みなさん、どうしますか？
　ほおっておくと、床は水浸しになります。もちろん、屋根に上って、雨漏りしないように修理工事をしてもよいと思います。でもまずは、洗面器とかバケツとかを水の落ちてくる場所に置きますね。いわゆる「応急処置」というやつです。
　ドレーンのもう一つの役割はまさに、このバケツや洗面器なのです。

　縫合不全が発生したとき、漏れ出た消化液を放置すると腹腔内は汚染されまくります。すぐに腹膜炎となってしまうでしょう。腹腔内を汚染することなく、漏れ出た消化液を体外に排出すること、このドレーンの役割を「**治療ドレーン**」と呼びます。
　治療ドレーンについても、情報ドレーンと同様、ドレーンが効いているかどうかがとても大事です。
　雨漏りして滴り落ちる水滴の真下にバケツがあればよいのですが、バケツの位置が少しでもずれていれば、床は水浸しです。それと同じように、縫合不全を起こした消化液が**効率良く体外に排出される位置にしっかりとドレーンが位置している**ことはきわめて重要なのです。

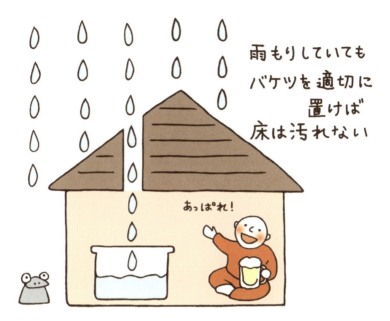

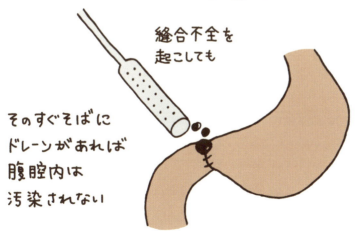

縫合不全の治りかた

　ここまで根気よく読んでくださった読者の方々のなかには、「縫合不全になったなら、早くもう一回手術をして吻合をやりなおせばよいのではないか？」と思われる人もいるかもしれません。じつは、私も外科医になる前（学生のころ）はそう思っていました。

　でも、実際は、そのようなことが行なわれることは基本的にありません。これには理由があります。

　手術のときの吻合は、初回がいちばん良い条件で吻合しています。**良い条件で吻合したのに縫合不全が起こるのには、何か患者さん側の要因がある**と考えるべきです。高齢で組織が弱い、糖尿病で末梢血流が悪い、など。残念ながら、縫合不全が起こった段階でもう一度おなかを開けても、このような患者さん側の要因は改善していません。それどころか条件は初回よりも確実に悪化しています。つまり、**もう一回やっても失敗することは明らか**なのです。

　したがって、**縫合不全がわかったときには、まずはドレナージ**です。ドレーンを利用して、できるだけ汚い液体を腹腔外に排出するのです。腹腔内の炎症をコントロールします。こうやって時間を稼ぐことができれば、縫合不全を起こした部位は、自然と塞がることも多いのです。

8 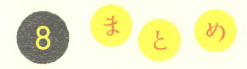まとめ

　ドレーンには「おなかの中に異常があるかどうか」を判断する目的の**情報ドレーン**という役割と、「おなかの中の汚い液体を体外に排出することで、感染をコントロールする」目的の**治療ドレーン**という役割があります。いずれも、ドレーンが適切な位置にあり液体を効率良く排出できている、つまり「ドレーンが効いている」ことがとても大事です。ドレーンはこのように術後の患者さんにとって重要な道具の一つですが、その情報を過信してはいけません。**何より重視すべきは、「患者さんが元気かどうか」**なのです。

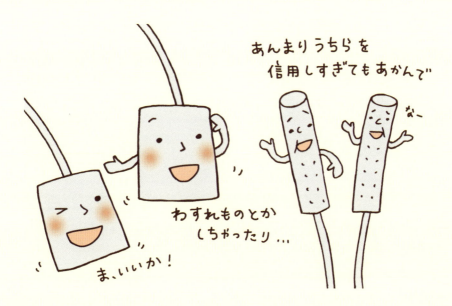

第2章

総論
排液の性状

　もし、みなさんの手元にリンゴがあれば見てください。なければあると思ってください。見た目を自分の言葉で表現してみましょう。きっと、さまざまな表現があると思います。

　予想されるものをざっと挙げてみましょう。「おいしそう」「かたいから、かじると歯茎から血が出そう」「赤いリンゴですねー」「ツヤがあるねー」「大きいですね」「甘そう」エトセトラ。

　そもそも、感性には個人差が大きく、その表現はまさに十人十色なのです。これが小学校の授業であれば、人それぞれでもOKですね。他人のコメントと異なることを言えば「個性的ですね」とか「新しいですね」とか褒めてもらえるかもしれません。

　ドレーンから排出される排液の性状も、リンゴ同様、さまざまな言葉で表現することができます。「赤い」「赤くはない」「黄色い」「緑っぽい」「ネバネバしている」「さらっとしている」「臭い」「においはない」エトセトラ。

見た目をそのとおり表現することは大事です。しかし、思い出してください。われわれは医療従事者です。難しいことを言うようですが、カルテは芸術表現をする場所ではなく、患者さんにかかわる多職種の医療従事者が、その患者さんの状態を確認し共有する場なのです。ですから、**その表現には一定のルールが必要**となります。

　ルールを作る目的は、ずばり、**「大丈夫か？　大丈夫じゃないか？」を明らかにすること**です。

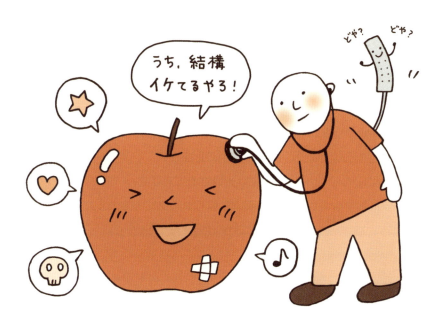

「大丈夫なとき」に使う表現

　代表的なものに、**淡血性**、**淡淡血性**などがあります。格好つけて、「thin bloody」とか呼ばれることもあります。
　これらの表現が訴えたい内容は、「出血でもなく、腸液や胆汁といった消化液でもない」ということなのです。
　カルテにこのような記録がしてあると、主治医はホッとします。「あーよかった。やっぱり俺って、オペが下手なわけじゃなかったんだー」。本当にそんなこと思うの？　冗談だと思うかもしれませんね。でも、私は毎回そう思っています。きっとみんなもそうです。

　さて、縫合不全も出血もない、合併症なしの患者さんのドレーンはどのように変化するでしょう。

　上手に手術が行なわれても、消化器外科手術では術中に多少の出血がありますが、この血は手術終了段階で完全に止血されているか、あるいは、"ごくわずかに出血している"程度には止血されています。一方、手術中に出血した血は、腹腔内のさまざまな臓器に張り付く血糊となって残っています。このように遺残した血糊が、リンパ液や手術時の洗浄液に溶かされて、ドレーンから排出されるのです。
　そこで、腹腔内の血糊がある程度残っている術後早期は**やや赤い**排液。血糊が洗い流されるにしたがって**薄い赤**へと変化をしていくのです。これが、**淡血性 → 淡淡血性へと変化していく「大丈夫な患者さん」のドレーン排液**です。

もう一つ、大丈夫なときに使う表現として有名なものに**漿液性**があります。欧米かぶれの医者どもは「serous(シーラス)」などとも表現します。
　じつは、この「しーらす」は説明が意外と難しいです。あえて言うなら、「赤くなく、黒くない。緑でもない。どうにか色として表現するならオレンジ色だが、ビビッドではない」となります。性状は「さらっと」しています。実際は、少し赤っぽかったり、黄色っぽかったりすることもあります。
　こればっかりは、みんなが「あの患者さんのドレーンは漿液性だねー」と言っているドレーンを多く見て覚えるしかないかもしれません。

大丈夫な排液

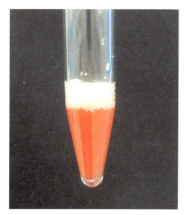

淡血性

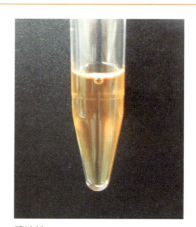

漿液性

② やばい色　赤編

　それでは、問題のない**淡血性**と、出血を危惧する**血性**ではどう違うのでしょう？　この違いは難しい。正直、われわれプロの鑑定士でも悩むときがあります。

違い

濃さ

　まず色の濃さをみましょう。**真っ赤なときは出血**です。慌てましょう。夜でも関係ありません。他の看護師さんや主治医、当直医などを呼びましょう。あなた一人の胸の内にとどめることは危険すぎます。

　ただし、紛らわしいときも多いでしょう。その場合、まず、ドレーン排液を白いガーゼの上などに出して、よく観察してみましょう。濃いか薄いかの判断の参考になります。ドレーンバッグの中にたまった排液やルート内の排液だと、光の当たり具合によって濃く見えることもしばしばだからです。

かたまり

　もう一つ、排液をガーゼ上に出してみるときに意識してほしいのは**凝血塊**、いわゆる「コアグラ」の有無です。これがあれば出血の可能性が高いと思います。

温度

　ついでに、私が個人的に考える究極秘奥義も伝授しましょう。ずばり、**温かさ**です。とくに肝切除など大血管周囲の手術後では、術後出血のとき、ドレーン排液はルート越しに触れても**温かい**ことが多いのです。ドレーンルートやバッグに手背を当てたり、頬ずり（ちょっとやりすぎ？）してみてください。いわゆる**「人肌の温もり」**を感じたら、危険なサインかもしれません。

もっと大事なこと

　赤いか赤くないか、血性か淡血性か悩むとき、観察しなければならないのはドレーンだけではありません。むしろ「ドレーンの赤さについての議論」はほどほどにして、患者さんの状態をよく観察する必要があります。

- 患者さんの顔色は蒼白ではないですか？
- 震えていませんか？
- 血圧が低下していませんか？
- 脈拍が上昇していませんか？
- 体温が低下していませんか？
- 尿は出ていますか？

　これらをよく観察してください。

　さて、大事なことを言います。いいですか？　今からいちばん大事なことを言いますよ。

　まずは疑ってください。「出血しているかもしれない」と疑ってください。最初に「大丈夫に違いない」と思い込んではいけません。「ドレーンが赤いかも？」と思ったら、出血していると考えて、入念に患者さんを観察してください。

　これが異常の早期発見につながる最強のコツです。

③ やばい色　赤以外編

ドレーンによって発見される患者さんの異常には、出血以外にもさまざまなものがあります。代表選手は、**茶色**、**緑色**、**白色**、**赤ワイン色**などです。それぞれについて説明します。

茶色

おもに、結腸や直腸吻合部からの縫合不全でみられます。茶色といっても、実際はやや黒っぽいものから、黄土色、緑っぽいものまでさまざまです。

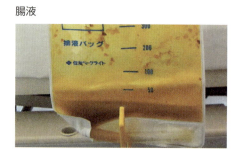
腸液

　はっきり言えば**「便」**です。便は便でも**「大きいほう」**です。
　色だけではなく、性状にも着目してください。「さらっと」していることはありません。だいたいが、**「ネバネバ」「ベチョベチョ」**系です。
　さらに、においはどうでしょうか。多くの場合、**くさい**です。

　これらは、縫合不全か縫合不全ではないか悩むときに、とくによく観察してください。
　造影検査などで縫合不全が確定した後で、毎回「においを嗅ぐ」とか「ベ

チョベチョ具合を確認」する必要はありません。苦行すぎます。また、「においを嗅ぐ」際には顔面に付着しないよう、十分注意してください。

緑色

胆汁や小腸液が流出してくると、この色になります。

「便」と異なり、ややネバネバ度が低いことが特徴です。においも通常「便臭」とは異なり、あまり気になりません。胆汁が漏れているときの排液は、緑というより**黄色っぽく**なり、**独特のテカリ**が生じます。

注意が必要な「緑」のなかに、**蛍光緑**があります。これは、本当に明るい緑で、胆汁や小腸液ではなく緑膿菌感染（色素を発生するのです）の際になることが多い色です。**魚の腐ったような**独特のにおいを伴います。

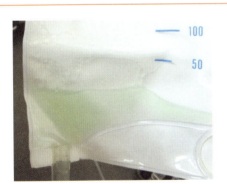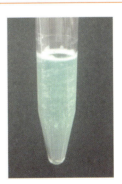

特徴的な蛍光緑色の排液。これを見たら緑膿菌感染で間違いなし。

白色

白は白でも、雪のような真っ白になることはありません。**灰色っぽい白**が多いでしょう。白と聞くときれいなイメージですが、ドレーン排液の白はどちらかというと**濁り**です。リンパ漏や感染の際にみられます。

リンパ漏は、癌の手術で行なわれるリンパ節郭清に際して、リンパ管の断端からリンパ液が漏れ出てくる病態です。食事、とくに脂肪成分の摂取に伴い量が増加し、白濁します。排液の生化学検査では、トリグリセリド値が高値となります。

乳び腹水

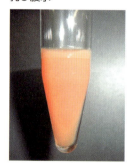

リンパ液が漏れている。白濁りがあるが、意外にサラサラ。においはない。

　感染に伴う白濁は、リンパ漏と比較しドロドロ感が強く、臭気を伴い、食事による増量もありません。培養検査に提出すると菌が検出されます。この後で述べる膵液漏に感染が伴ったときも、白濁となります。

膿性

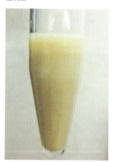

赤ワイン色

響きはダントツでセレブです。おしゃれです。でも、ドレーン排液がこの色になることは、まったく嬉しくありません。

これは、膵液漏の初期でみられる排液です。**独特のテカリを含む赤色**であり、一回見ると忘れません。

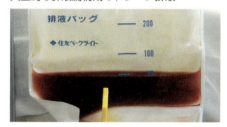

典型的な膵液漏初期のドレーン排液

赤ワイン色と称される。テカリがある。

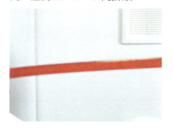

同一症例のチューブ内排液

意外にきれいそうに見える。

膵液は胃酸を中和するアルカリ性であり、タンパク質や脂質を分解する力があります。この液体が腹腔内に漏れると、腹腔内脂肪や結合織、小血管などを溶かすので、このような色になると考えられます。典型的な赤ワイン色から、黒っぽかったり、褐色っぽくなったりもします。

膵液漏であることは、排液を生化学検査に提出し、アミラーゼ値が高値（血中アミラーゼ施設基準値の3倍以上）であることで診断されます。

また、膵液漏の排液はいつも赤ワイン色ではありません。感染を伴わない術後数日の間はこの色ですが、その後感染を伴うと白色へと変化していくことが多いのです。

第2章 排液の性状

4 色以外の問題

色以外の異常も知っておく必要があります。

一つは**「空気」**です。
　ドレーンが閉鎖的に管理されているとき、バッグが空気で膨らんでしまうことがあります。この場合、腹腔内に空気が存在することを疑わねばなりません。とくに腸管の吻合を伴う手術の場合、腸管内の空気が漏れる＝縫合不全の可能性を考えてください。
　ただし、排液はきれいなのに空気だけ漏れる縫合不全は不自然です。多くの場合、ドレーンルートのどこかに穴が開いていたり、接続が緩んでいたりが原因であることも多いのです。確認してみてください。

　もう一つは**「カス」**です。言葉が悪いのですが、これ以外に表現が思い浮かびません。
　ドレーンの排液はきれいなのに、ドレーンルート内をよく観察すると、ボソボソっとした組織のカスが充満していることがあります。
　慌てないでください。それだけで即異常というわけではありません。正常でも、このようになることはあります。
　ただし、膵臓手術後のドレーンでこのようなカスを見つけたら、これは膵液漏の初期症状であることもあります。膵液が溶かした組織がこのような形で観察されると考えられます。

5 まとめ

ドレーン排液を表現するときは、カルテ上で皆が情報共有できるよう、ある程度共通の単語で表現することが大事です。

表現は、「大丈夫系」と「やばい系」に大きく分けて覚えるとよいでしょう。

「大丈夫系」は淡血性、淡淡血性、漿液性です。これらの表現をカルテ上に残すことは、ある意味「この患者さんのドレーン性状は異常なしです」というメッセージになります。

「やばい系」は出血の**赤**、便汁の**茶色**、腸液や胆汁の**緑色**、感染やリンパ漏の**白色**、膵液漏の**赤ワイン色**があります。色だけでなく、排液のにおい、コアグラの有無、ネバネバ度、カスの有無など、細部にこだわり観察しましょう。

異常を早期発見するコツは、「大丈夫に違いない」と思い込むことではなく、「異常があるはずだ」という疑いの目で観察することです。

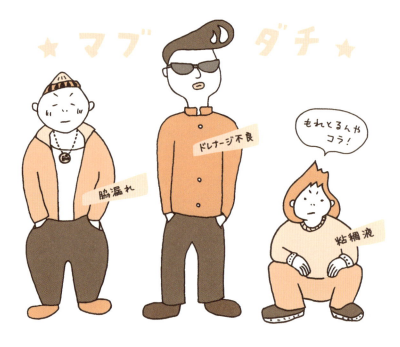

第3章

総論
ドレーン管理の実際

　ドレーンの管理といっても、実際には何をすることが「管理」なのでしょうか？　マンションの管理人は、共益費を集めたり、住人の苦情を聞いたり、入退去する人のお世話をしたりといった明確な仕事があります。まさに、マンションを「管理」している感じがしますね。ドレーンはどうでしょう。じつは、このように「ドレーン管理って何をするの？」と聞かれて、サクッと答えられる人は少ないと思います。何となく漠然としちゃうんですよね。そこで、この章ではドレーン管理の実際について、具体的に踏み込んで説明しようと思います。

1 誰の仕事？ ではなく、誰のための仕事？

　具体的な話をすると言ったのに、いきなりわかりにくい話をします。でも、この先の内容を心から理解してもらうためにはとても大事な話なのです。

　ドレーン管理は外科医の仕事でもあり、看護師さんの仕事でもあります。誰の仕事かハッキリ決まっていないのです。ここが問題です。

　バレーボールで、AさんとBさんの間にボールが落ちてきました。どちらでも拾えます。でもAさんは「Bさんが拾うだろう」と思い、Bさんは「Aさんが拾うだろう」と思います。ボールはコートに落ちます。悲しいですね。

　ドレーン管理の場面でも、このような見苦しい譲り合い（押し付け合い？）はたびたび目撃されます。これではいけません。外科医は「これは外科医の仕事だ」と思い、看護師さんは「私たちがしっかりしなきゃ」と思ってやるべきです。そう、すべては**患者さんのため**なんです。

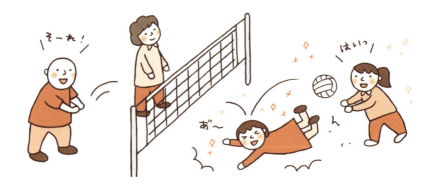

ドレーン刺入部の観察

　ドレーン刺入部のガーゼや創傷被覆材は、染み出しがなければ必ずしも剥がして観察しなくてよいです。逆行性感染や逸脱の危険性が増すからです。看護師さんが観察するときは、基本的には医師と一緒に観察しましょう。以下は、染み出しがあるときの観察の手順と観察ポイントです。

ドレーン刺入部を覆っているガーゼや創傷被覆材を剥がしてみましょう

　重要なことを言います。**そっと剥がす**のです。万一、固定が緩いと抜けることがあります。しゃれになりません。たいへん気まずいことになります。

まず刺入部そのものを見てください

　脇漏れはしていませんか？　出血はしていませんか？　たまに、ドレーンからの術後出血だと思っていたら、刺入部の筋肉や皮膚からの出血だった、なんてこともあります。脇漏れが多いときは、ドレーンのルート内が凝血塊などで閉塞していることを疑いましょう。

次に固定部を観察します

ドレーン針糸固定の実際

　ドレーンは原則、皮膚に糸で固定されています。もう少し細かく説明しますと、①ドレーンが入っている孔の脇の皮膚を針糸で一針縫合する → ②縫合した糸を結んで（結紮といいます）、その糸をドレーンに１周巻きつける → ③巻きつけた糸を再び結紮する──この三つの過程を経て固定されています。

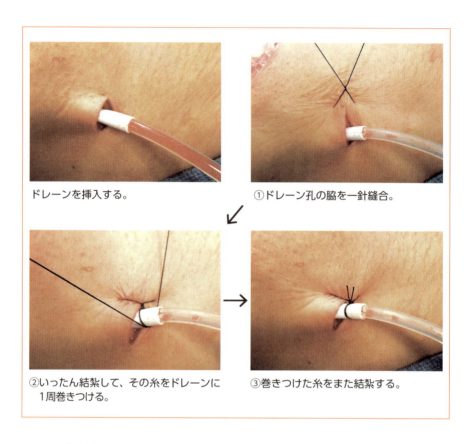

ドレーンを挿入する。　　　　　　①ドレーン孔の脇を一針縫合。

②いったん結紮して、その糸をドレーンに1周巻きつける。　　　③巻きつけた糸をまた結紮する。

✒して観察

　この工程を理解したうえで、もう一度よく見てみましょう。糸はありますか？　その糸は緩んでいませんか？　取れかけていませんか？

　こういうことを言うと、「先生しっかりしてよー」と思われるかもしれません。でも、この手のトラブルは残念ながら珍しくありません。皮膚が切れて糸がドレーンにだけ固定されていたり、ドレーンに巻きつけた糸が緩んでいるなんて経験もあります。

　カサブタに隠れて糸がよく見えないときもあります。そういうときは、抜けない程度にそっとドレーンを動かしてみてください。固定されているとき

は皮膚との間に抵抗があるのでわかります。

刺入部周囲の皮膚も観察してください

　赤くなっていたり、ブツブツができていたりしませんか？
　消化液、とくに膵液などが刺入部から漏れていると、皮膚が発赤して荒れたりします。この場合、触ると痛いことが多いです。もし、このような所見を見つけたら、皮膚保護材で刺入部を覆うとか、排液が脇漏れしないように工夫をする必要があります。

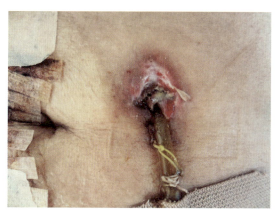

膵液漏によるドレーン孔皮膚障害

　また、テープかぶれの有無も観察しましょう。テープかぶれは、テープの貼付部位に一致して赤くなりますので、診断はそれほど難しくありません。テープをかぶれにくいものに交換したり、軟膏を塗ったりすることで対処しましょう。

3 ドレーンの固定

　やや大袈裟ないいかたをすれば、ドレーンは術後の患者さんにとって命綱です。「ドレーンのおかげで腹膜炎にならずにすんだ」「ドレーンのおかげで再手術が回避できた」とか「ドレーンのおかげで縫合不全が早く治った」という事例は数多くあります。私自身も以前、膵頭十二指腸切除術後の患者さんが勢い良く立ち上がった拍子にドレーンが逸脱して、その後たいへん苦労した苦い経験があります。何よりも、逸脱しない工夫が必要です。

　そのために重要なのは、**固定**です。

　ちょっと前に述べたとおり、ドレーンは刺入部で糸により皮膚と固定されています。しかし、こんなものは本気で引っ張れば容易に外れます。歴史が証明しています。ですから、テープ固定がきわめて重要になります。

my 固定 method

　私が研修医時代から変わらず用いている固定方法がこれです。

テープを用意

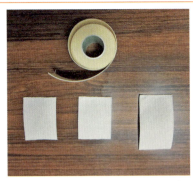

用意するのは、適度な長さのテープを3つ。1つだけ、少し長めなことに注目

短いほうのテープの1つに切れ込みを入れる。

テープで固定していく

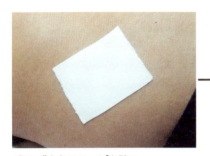

①まず土台のテープを貼る。

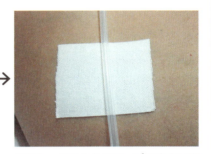

②ドレーンを土台のテープの中央に配置する。

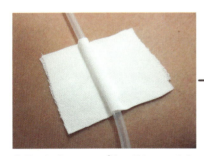

③長いほうのテープを、ドレーンを包み込むように貼る。

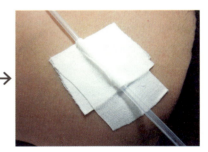

④切れ込みの入ったテープでドレーンを挟み込むように貼る。

固定のポイントを挙げます

- 原則、固定は2箇所。うち1箇所は刺入部になるべく近い位置
- 体内のドレーン挿入方向を意識して、自然な向きで
- 刺入部を引っ張りすぎない
- 屈曲させない
- 衣服や下着のゴムの位置は避ける
- 管の連結部や接続部に固定テープは貼らない
- 他のドレーンの固定と干渉しない

　どうですか？　面倒くさいでしょ。自分で書いていて、「俺って面倒くさいなー」と思います。でも、こんな細かい気配りの積み重ねがきっと合併症を減らすことにつながると信じて、頑張りましょうよ。

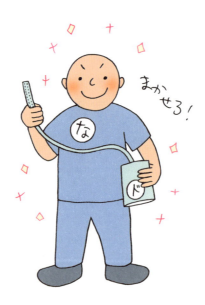

④ 排液の観察

　一所懸命、固定したドレーンです。せいいっぱい活用しなければなりません。肝心の排液をよく観察しましょう。五感をフル活用してください。ポイントを挙げます。

ポイント

量
　多いときに心配することは当然です。少ないときは、「閉塞してないかな？」とか「ドレナージが悪いかな？」と疑ってください。

色
　2章で詳しく述べました。赤、茶、白、黄、ワイン、緑、すべてアウトです。

におい
　大丈夫なときでも、良いにおいはしません。悪臭があるかどうかの確認です。便臭は比較的わかりやすいと思います。あまり必死に嗅ぎすぎると気を失うかもしれないので注意。

温もり
　これも2章で述べました。活動性の出血があるときは、ドレーン排液に人肌の温もりを感じることがあります。チューブとか排液バッグに優しく手を当ててみましょう。私は、必死になってくると頬ずりをしてみることすらあります。変質者と勘違いされないように注意が必要です。

その他
　言葉では言い尽くせませんが、排液のネバネバ度、ドロドロ感、コアグラ（凝血塊）の有無、カスの有無などを観察してください。

⑤ チューブの管理

絡みを取り除く

　ドレーン一本だけしか挿入されていないこともあれば、数本挿入されていることもあります。これら数本挿入されているドレーンや点滴ルート、硬膜外カテーテルなどが絡んで解決不能な状態になることがあります。
　この状態を俗に「スパゲッティ状態」と呼びます。（名前にこだわりはありません。別に「ほぐしきれないコンビニの冷やし中華」でもいいです。）

　いずれにせよ、管どうしが絡まるのはよくありません。
　どうしてでしょう。絡んでいると、ドレーンが屈曲しやすくなります。さらに、ちょっとした外力で思わぬ力がかかり逸脱してしまうこともあるでしょう。とにかく、よくありません。絡みを発見したら確実に戻しましょう。

　元気な患者さんほどよく動きます。それ自体は良いことですが、ドレーンもよく絡みます。回転に捻れが加わって体操日本代表の白井選手みたい（後方伸身2回宙返り3回ひねり、スゴイですね）なことにもなります。
　絡ませないようにする工夫も大事です。いろいろと試してみましょう。

排液の停滞や air を取り除く

　チューブの管理は絡みだけではありません。チューブ内の排液が停滞してドレナージが悪いとき（おもに排液が粘っこいときに多い）チューブをしごくことで排出を促す（ミルキングと呼びます）ことや、チューブ内に air があるときにこれを追い出すことも大事な管理の方法です。

チューブ内のairは、ドレーンと延長チューブの間の接続をそっと外して、チューブを持ち上げることで、排液バッグ内に追い出すことができます。

ミルキングとは、ドレーンルートを揉みしだくことで、ルート内の液体をバッグ内に送り込む医療行為のことです。そう、立派な医療行為です。やったことがない人が適当にやってはなりません。ちゃんと「やりかた」があります。

ミルキング鉗子と呼ばれるものがあります。これで、管のなるべく患者さん側から排液バッグ側に向かって管をしごきます。

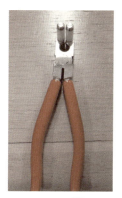

ミルキング鉗子

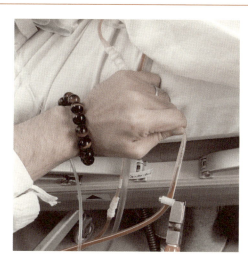

実際のミルキングの様子。患者さんの体側からバッグに向かって排液を絞り出す。優しくね。

管が軟らかい場合は、ミルキング鉗子を使用しなくても、指を使ってしごいてもOKです。

どちらの方法でも、大事なのは、管を強く引っ張りすぎて、抜いてしまったり、患者さんに痛い思いをさせないようにすることです。

⑥ 患者さんの病態を考えること

　患者さんの病態を考える。とても大事なことですが、業務の忙しさにかまけて忘れがちです。

　ドレーンの異常はドレーンだけの問題ではないことも多々あります。排液が多いのは肝機能が悪いからとか、血性が薄まらないのは凝固機能が悪いからとか、熱がなかなか下がらないのはドレナージが悪いからとか。

　身体所見、バイタルサイン、検査成績など、ドレーン以外のさまざまな情報を収集して、患者さんにとって何が問題なのかを考えましょう。

　わからないことも多いですね。そういうときは、医師に聞いてみましょう。一人で考えてわからないことも、何人かで考えればわかることがたくさんあります。

　ちょっと強面だったり、仏頂面している先生も、なかなか良くならない患者さんを受け持って本当は一人で心細く悩んでいます。寂しいのです。本当ですよ。私がそうですから。

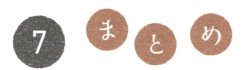

⑦ まとめ

　やや精神論含みにもなりましたが、ドレーン管理の実際を書いてみました。あくまで私の考える方法ですので、皆さんそれぞれの施設のやりかたを否定するものではありません。悩んだときに、「こんな方法もあるんだ」と参考にしていただければ幸いです。

第4章

総論
ドレーンの異常を発見したら

　決定的瞬間ってありますよね。野球でいえばサヨナラホームラン。テレビでたまにやっている「犯罪の決定的瞬間」とか、「面白動画」とかに出てくるありえない転びかたをする瞬間などなど。
　ああいうのを見たとき、「こういう瞬間をナマで見ることって普通ないよねー」って思いませんか。私も、年に一回あるかないか（？）のナゴヤドームでの劇的な一打を目撃する可能性は低そうって思っています。そう、日常生活に潜む決定的瞬間のほとんどは、自分が目撃することなく通り過ぎていきます。でも、見逃しても、困ることはありません。夜にスポーツニュースを見ればいいかなーとも思いますし、そもそも犯罪の決定的瞬間みたいなバイオレンスには遭遇したくもありません。
　しかし、外科病棟ではそうはいきません。自分が勤務しているまさにその瞬間に「決定的瞬間」を迎えることがチョイチョイあります。ドレーンが詰まった瞬間、ドレーンが事故抜去した瞬間、ドレーンから出血した瞬間、縫合不全が明らかになった瞬間、など枚挙にいとまがありません。日常生活とは違います。「何事も起こらない平凡な毎日」が当たり前と思ってはいけません。今、まさに自分の目の前で「事件」は起きています。

① ドレーンが抜けている

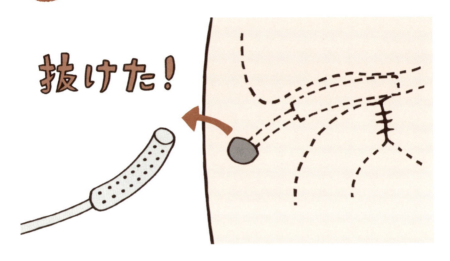

　抜けてしまったドレーンと皮膚の穴を見ていると、「もう一回ここに入れてみようかなー」と思いがちですが、やってはなりません。それよりも、よく状況を分析しましょう。患者さんをしっかり観察・診察することが第一にやるべきことです。

局所を見てください

　ドレーンが抜けた**皮膚の穴**から出血していませんか？

抜けたドレーンをよく観察しましょう

　とくに**体の中に入っていた側のドレーン先端**が大事です。不自然にちぎれていたりしませんか？　細い管の場合、無理な力で引っ張って抜けたときな

どに、先端が破損して体内に遺残する可能性があります。後でやってくる医師に確認してもらう必要がありますので、ビニール袋に入れて保存しておきましょう。

患者さんを診察してください

おなかを痛がっていませんか？　**血圧、体温、脈拍**は異常ありませんか？

ひととおりの診察をしたら、主治医に連絡しましょう

医師の立場からいうと、ドレーンには、「絶対に抜けては困る」ものと「念のために入っているけど、たぶん必要がないだろう」というものがあります。

ドレーンが抜けたことに対する方針は▷抜けてしまって残念だが、放置する　▷再挿入が必要だが、今すぐでなくてもよい　▷今すぐ再挿入が必要──の三とおりしかありません。この方針を決定するために、腹痛や発熱の有無、バイタルサインの異常の有無などがたいへん参考になるのです。

検証する

余談ですが、**なぜ抜けてしまったか**も検証するとよいでしょう。「しゃあない」ですませると、成長がありません。「固定は悪くなかったか？」「管の整理はできていたか？」「患者さんの鎮静や睡眠が上手にコントロールできていたか？」

よくいう話ですが、犯人探しをする必要はありません。次に同様の悲劇が起きないよう、みんなで話しあってみましょう。

② ドレーンが抜けかけている

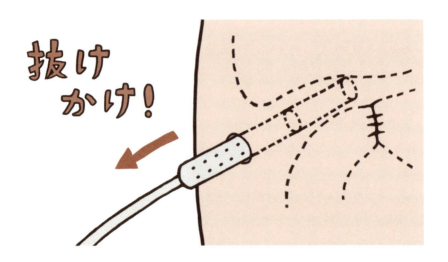

これも、比較的ありがちな事故です。

あなたならどうしますか？

A：見なかったふりをする。
B：どうせ抜けかけているのだから抜いてしまう。
C：抜けかけているのだから、押し込めばよい。

　　ファイナルアンサー？（古い？）　残念。看護師さんの初期対応としては、すべて不正解です。なぜでしょう。

解説しましょう

まず、Aは論外ですよね。看護師としてというより、人として。

Bは、結果的にはこうなるかもしれません。もしかするともう必要のないドレーンだったのかも。しかし、ひょっとするととても大事な管かもしれません。勝手に判断して抜いてしまうのはよくありません。

Cは、成功すれば、医師から感謝される可能性もあります。したがって一概にダメとはいえませんが、管が思わぬ方向に（もともと挿入されていた場所とは違う場所に）入ってしまい出血や腸管の損傷をきたす可能性もゼロではありません。やっぱりダメです。看護師さんがやってはいけない医療行為の範疇に入る可能性もあるのでやめましょう。

正解発表

正解は、「**現場保存して患者さんの診察、報告**」です。管がそれ以上抜けないようにテープなどで固定します。その後は、p.46のドレーンが抜けてしまったときと同様、患者さんのバイタルサインや腹痛の有無などをしっかり観察し、速やかに医師に相談しましょう。

3 出血

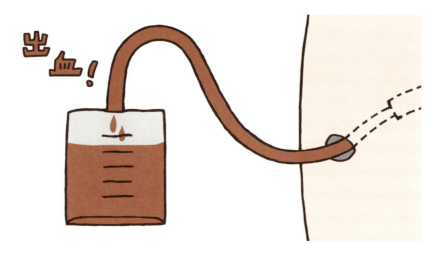

　びっくりしますね。驚くのは当然ですが、冷静になりましょう。大事なのは、**出血量**と**バイタルサイン**です。

　とくに重要なバイタルサインは、**血圧**と**脈拍**です。ショック状態と判断したらすぐに輸液、酸素投与などの治療を開始する必要があります。主治医が間に合わないときは、そばにいる医師や院内当直医などの応援を求めなければなりません。

　患者さんをよく観察してください。意識はありますか？　末梢の動脈拍動は触れますか？　手足は冷たくありませんか？　呼吸は安定していますか？
　やることが多すぎて混乱して、結果何もできないという事態になりがちです。**応援を呼びましょう**。みんなで頑張れば、何とかなるものです。

4 ドレーン排液の異常(出血以外)

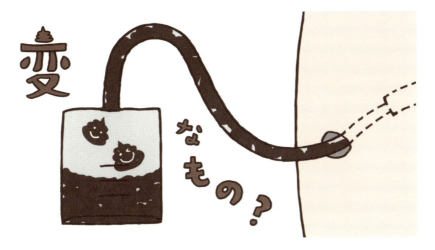

　いろいろあります。ドレーンから見慣れない液体が流出してきたとき、どうしますか？

　見慣れない液体の代表選手はやっぱり**便とか腸液**でしょう。他には**胆汁や膵液**なんていうのもあります。**膿**が出てくることもあります。

　対応は、他の項目で述べたことと同じです。**患者さんをよく観察しましょう**。おなかの痛み、おなかの張り、発熱の有無、血圧、脈拍、などなど。

　見慣れない液体が出てくることは、本来決して望ましいことではありません。しかし、逆に**そのような液体がおなかの中に貯留してしまうことのほうがもっと望ましくない**のです。ドレーンがきれいなときには熱が出て調子が悪かったのが、汚い液体が流出しはじめたのと同時に体調が良くなるなんてこともたびたび経験します。

逆におなかを痛がっていたら、どうでしょう？　高熱があったらどうでしょう？　ひょっとすると、今この瞬間に事件 (縫合不全など) が発生し、漏れた汚染液体の一部がドレーンから流出しているにすぎず、腹膜炎になっているかもしれませんね。このような場合には、緊急手術が必要となることもあります。

　繰り返します。
　「ドレーンから見慣れない液体が流出してきた」ことなんかより「患者さんが無症状で落ち着いている」ことのほうが、はるかに重要です。

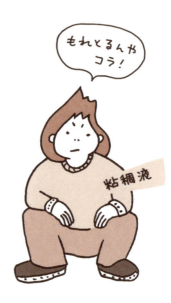

⑤ ドレーンからの排液が減った、止まった

よくあります。

まず、悪いことを考えましょう。つまり、**本来排出されなければならない液体がおなかの中にはあるのだが、出なくなった**ことを疑いましょう。

この状況を専門家は、「ドレナージ不良」と呼んでいます。では、ドレナージ不良なのか、そうでないのかはどうやって見分ければよいでしょう。

「ドレナージ不良」であればこうなります

くどいようですが、本当にしつこいようですが、患者さんを観察しましょう。ドレナージ不良があれば、発熱や腹痛をきたすこと、あるいはおなかが張ってくるなどの不快な症状を訴えることが多いのです。

もう一つ、ドレナージ不良なときに発生しやすい状況は、ズバリ**脇漏れ**です。

汚い液体の身にもなってください。彼らも、必ずしも腹腔内に居座りたいわけではないのです。体の外に出ようとします。でもドレーンからは出られない。そうすると、ドレーンの脇を伝って、脇漏れという形で排出されます。

たとえ、脇漏れであっても、おなかの中に汚い液体が貯留してしまうよりは、マシです。「じゃあ、いいじゃん。細かいこと気にしなくても」と考えたアナタ。間違っていますよ。

脇漏れした汚染液体は、患者さんの皮膚に付着し、皮膚を痛めます。とく

に膵液が脇漏れすると、皮膚は真っ赤になり、患者さんはたいへんな苦痛を訴えることになります。

逆に脇漏れを発見したら、ドレナージ不良を疑うようにしましょう。

ドレナージ不良っぽそうだったら

さて、ドレナージ不良は排液が粘っこいときに発生しがちです。たとえば、凝血塊、熟成された膿、感染した膵液、便など。粘っこい液体が細い管の中を通ることでドレーンが閉塞するのです。ドレーンの閉塞やドレナージ不良を疑ったときには、ミルキングしてみましょう。

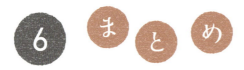

これからの人生、たくさんの決定的瞬間を目撃するでしょう。慣れるのもどうかと思いますが、ドレーンのトラブルはそれほど頻繁に発生します。とにかく大事なことは、患者さんの状態を観察することです。極端な話、ドレーンが抜けても、患者さんが元気であればよいのです（極端すぎる？）。

逆に、患者さんの状態が悪いときは、緊急事態の可能性があります。とくに、出血系は危険です。すぐに人を集めてみんなで対応するようにしましょう。

●●● ドレーンの異常を発見したら ●●●

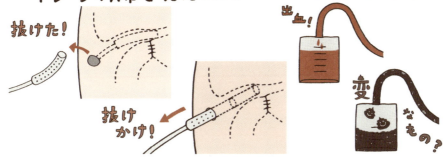

抜けた！
抜けかけ！
出血！
変なもの？

●●● どんなときも基本は同じ！ ●●●

1. 患者の診察

痛み？ 張り？ 血圧？ 熱？ 脈拍？

2. 応援を呼ぶ

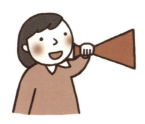
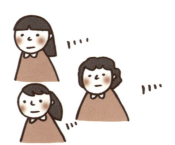

3. 医師に連絡

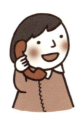
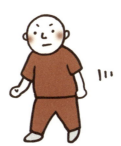

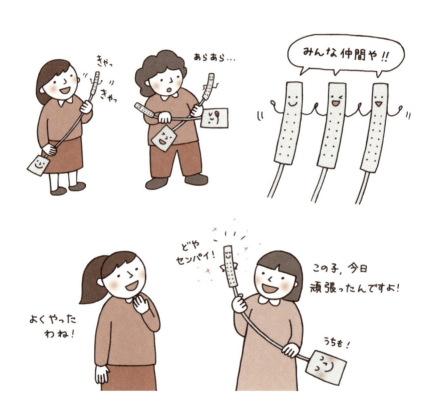

第5章

総論
ドレーンを分類してみよう

　ドレーンにはいくつかの種類があります。どんな種類があるかまとめてみました。
　ドレーンの種類の分類には、①役割による分類 ②挿入時期による分類 ③開放式か閉鎖式か —— などがあります。

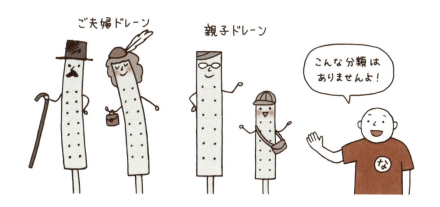

① 役割による分類

役割による分類　その1　治療目的か情報目的か？

情報ドレーン

　術後の患者さんを管理するにあたり、術後経過に問題がないかを判断する方法はたくさんあります。「熱がないか？」とか「血圧は安定しているか？」とか。その一つとして、誰しも思いつくのは、「ドレーンの排液はきれいか？」です。

　ドレーン排液が澄んだ色であれば、外科医も看護師さんも患者さんもみんな幸せ。逆に、膿が出たり、便が出てくるようでれば、心は梅雨空のようにドンヨリしてしまいますね。ドンヨリしてばかりもいられません。一歩進んで、外科医は出てくるアヤシゲな液体の量などから、**おなかの中でどのような問題が発生しているかを推理しています。**

　このように、患者さんの術後経過を推測する目的で留置されるドレーンを「**情報ドレーン**」と呼びます。やや欧米かぶれの医師などは、「information drain（インフォメーションドレーン）」と言ったりもしますが、同じことです。

治療ドレーン

　さて、ドレーン排液がきれいであれば、いずれ抜きますね。しかし、排液が汚ければ、抜くことはできません。

　なぜ？　抜いてしまうと、ドレーンがあれば本来体外に出すことができた汚い液体を、おなかの中にため込むことになるからです。腹膜炎や膿瘍に

なってしまいます。

　そうです。汚い液体は必ず体外に出さなければなりません。この役割も、やはりドレーンの仕事です。**汚い液体を体外に出す＝「治療目的」のドレーン**ということになります。

ほとんどのドレーンが役割を兼ねている

　でも、この「情報か治療か」の分類にはあまり意味がありません。ナンヤネン！！と思われたかた。すみません。

　結局、ほとんどのドレーンは最初、情報ドレーンであり、抜くことができなければ治療ドレーンになるのです。一つのドレーンに、情報を得る目的と、ドレナージという治療の目的があるということなのです。

役割による分類　その2　内ドレーンと外ドレーン

　いきなり難しい見出しになりました。大丈夫でしょうか？　理解してもらえるかどうかとっても心配です。なぜかというと、どこにも書いていないことだからです。（もしかして、誰か偉い先生がこういうことを昔に言っていたらゴメンナサイ。）

私が考える分類

　私は、次のようにドレーンを分類すればわかりやすいと思っています。腸や胆管、膵管など、管の中に入っているドレーンを**内ドレーン**。吻合部や横隔膜下などに入っているドレーンを**外ドレーン**と分類するのです。

　何が違うかというと、術後経過に問題がなくても、腸液や胆汁、膵液などが流出するのが、内ドレーンです。腸液や胆汁、膵液が流出すると異常なのが、外ドレーンです。わかります？

たとえば

　膵頭十二指腸切除のドレーンを考えてみましょう。膵臓と小腸が吻合してあります（胃と膵臓を吻合する施設もありますが、この際細かいことは気に

しない)。

　膵管の中に留置されている膵管チューブは「内ドレーン」、膵腸吻合部に留置されているドレーンは「外ドレーン」です。膵管チューブからは、膵液が出てきて当たり前。膵腸吻合部ドレーンから膵液が出てきたらガッカリ、です。

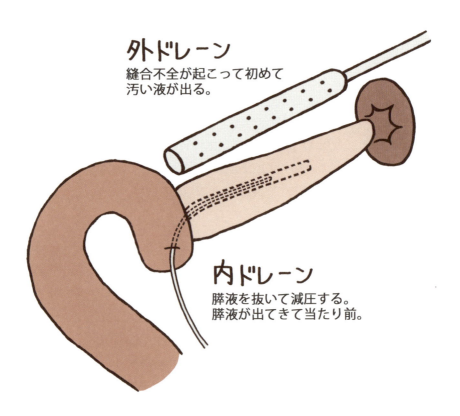

外ドレーン
縫合不全が起こって初めて汚い液が出る。

内ドレーン
膵液を抜いて減圧する。
膵液が出てきて当たり前。

「内ドレーン」は、内側から、吻合部にかかる圧力を下げたり、吻合部が狭くなってしまわないように働いています。「外ドレーン」は、残念ながら吻合部から外に漏れてしまった液体を、体外に出すように働きます。

さて、問題です

PTBD（経皮経肝胆道ドレナージ）カテーテルはどっち？　簡単ですね。胆汁が出てきて当然の「内ドレーン」です。

尿道に入れるバルンカテーテルは？　これも広い意味で「内ドレーン」です。

縫合不全が発生しているかどうか判断できるのは？　「外ドレーン」です。

わかります？

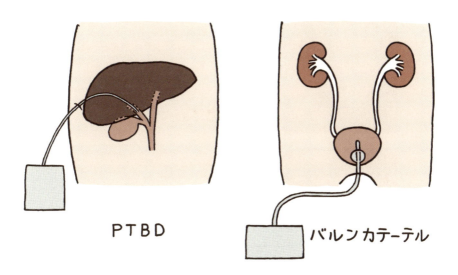

2 挿入時期による分類

　ドレーンは基本的に手術中に挿入されてきます。しかし、それだけではありません。

　たとえばです。術後5日目に高熱を出しました。血液検査では白血球数やCRPが高値です。患者さんの元気もいまひとつです。よし、CTを撮影しよう。となります。
　CTを撮影したら、おなかの中に膿がたまっていることがわかりました。

腹腔内膿瘍のCT像

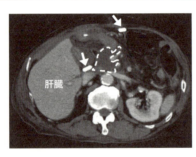
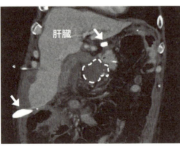

すでに挿入されているドレーン（白矢印）が効かない位置に、膿瘍（白点線）ができてしまった。

さあ、どうする。あなたならどうする？

「膿を外に出さなきゃ」ですね。エコーやCTを頼りに、膿に管を挿入します。このような操作を「膿瘍ドレナージ」と呼びます。

膿瘍ドレナージの造影写真
（p.62と同一症例）

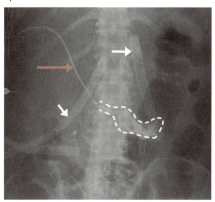

色矢印に示す新規のドレーンから造影すると、膿瘍（白点線）が造影された。白矢印は手術中から挿入されていたドレーン。

膿瘍ドレナージ後のCT像（同一症例）

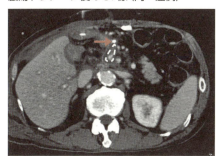

膿瘍（白点線）は明らかに縮小した。色矢印は新規のドレーン。

そう、このように、ドレーンは手術中だけに挿入されるのでなく、術後管理中にも挿入されるのです。

なぜ術後にもドレーンを入れるのか

　さて、どうしてこのような事態が発生するのでしょう？　だって、そうじゃないですか。「何のために手術中にドレーンを挿入しているのだ」って思いませんか？
　これは、おなかの中のスペースがとても広いことが影響していると思われます。

　多くの場合、吻合部1つに対してドレーンは1本です。たとえば、吻合部の右側にドレーンが留置してあったとします。でも都合良くドレーンのある右側に向かって縫合不全が起こるとはかぎらないですね。左側に漏れた消化液はドレーンのない空間に貯留していくのです。
　つまり、手術中に留置されたドレーンからの情報を百パーセント信じてはいけないのです。きれいであっても、高熱や腹痛があるとか、血液検査の結果が悪ければ、ドレーンがうまく機能していない（われわれ専門家はこのような事態を「ドレーンが効いていない」といいます）ことを疑う必要があります。

　私たちも、後輩にエラそうに言うことがあります。「ドレーンを過信するな。患者さんを診なさい」。ちょっと格好いいですかね。

3 開放式ドレーンと閉鎖式ドレーン

　少し、見かたを変えてみましょう。ドレーンの体側の端が何か管につながっているかどうかという分類です。袋に接続されていれば、**閉鎖式**。ガーゼで覆われていれば**開放式**です。

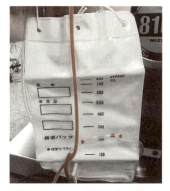

閉鎖式ドレーン（排液バッグに接続）

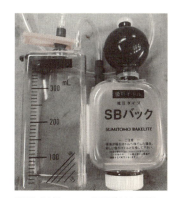

閉鎖式ドレーン（低圧持続吸引タイプ）

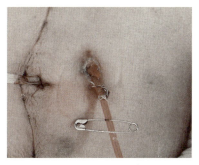

開放式ドレーン（ドレーンが体内に入ってしまわないように安全針が通してある）

私が医者になったころ（十？年前）は、まだまだ開放式ドレーンが多い時代でした。典型的なのは、大腸手術や胃切除の吻合部にペンローズドレーンが挿入されていて、排液はガーゼで受けるというパターン。でも、しばらくすると、ほとんどすべてのドレーンは閉鎖式へと移行していき、ドレーンバッグと呼ばれる袋に接続されるようになりました。
　その背景には、開放式ドレーンの場合、排液でガーゼが汚れるたびに**何度もガーゼ交換が必要**なこと。そして、開放されたドレーンからおなかの中に向かって細菌が感染する（これを**逆行性感染**と呼びます）恐れが高いと考えられたことによります。

　私は、肝胆膵外科医ですので、膵頭十二指腸切除でのお話をします。この手術で、膵臓と小腸を吻合するのですが、この吻合部のドレーンも以前はよくペンローズドレーンを挿入して、開放式としていました。これも、やはり逆行性感染の問題から、現在では日本全国ほぼどの施設でも閉鎖式が使われるようになってきました。

　開放式ドレーンの欠点はもう一つあります。膵液や便汁などの汚染液体が排出されたとき、それらが、**皮膚に付着する**可能性が高いことです。消化液は、刺激が強く、皮膚を荒らします。患者さんはたいへん痛い思いをするのです。

　さあ、それでは開放式ドレーンはまったく使われなくなったのでしょうか？　じつは、そんなことはないのです。

　後の章でゆっくり説明しますが、手術中に挿入されたドレーンは、必要がなくなれば抜きます。しかし、縫合不全などがありなかなか抜けない場合

は、手術後2週間前後で新しいドレーンに交換されます。

　その後もおよそ1週間ごとくらいにドレーンは交換されるのですが、多くの場合このドレーン交換を繰り返す間に縫合不全は自然に治ります。最初は日に30mLも40mLも排液があったものが、ドレーン交換を繰り返すたびに量は減少し、最終的には数mLになります。

　じつは、この数mLがポイントなのです。非常に少量の排液の場合、閉鎖式ドレーンでは管内に排液がたまり、排液の量が正確にはわからなくなります。そう、ドレーンを抜くタイミングが決められないのです。

　私たちは、とくに膵液漏の患者さんのドレーンの排液量が10mL/日を切ったら、開放ドレーンにして、ガーゼ汚染の程度で最終的な抜去のタイミングを決定しています。

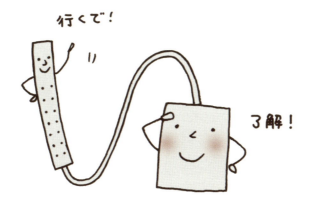

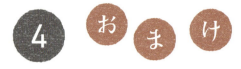

閉鎖式ドレーンの接続先

　おまけというほど軽いお話でもないおまけです。先ほどお話ししたとおり、閉鎖式ドレーンの体側の端は何らかの袋に接続されています。昔は、この袋は排液バッグと呼ばれるただの袋でした。患者さんのおなかの中に貯留した液体は、排液バッグに向かって自然流出する形でドレナージしていました。

　どうして、自然に流出するのでしょう？　そう、「水は低いほうに流れる」というやつです。おっかない先輩に「ジャムパン買ってきて」って言われたら、黙って売店に行きますよね。面倒な仕事があったときに、「誰がこの仕事やってくれる？」なぜか、いちばん若いあなたに視線が集まった経験はないですか？　そう、水は必ず高いところから低いところに流れます。ですから、ドレーンの排液も、排液バッグを患者さんの体よりも低いところにぶらさげておけば、重力に従って流れます。

　一方、最近（といってもだいぶ前からありますが）は、卵型やお弁当型をした持続吸引ができるドレーンバッグがよく使用されるようになりました。これは従来の排液バッグと何が異なるのでしょうか。

　大きな違いは、これらの製品を用いるとドレーンに持続吸引をかけることができる点です。卵型にしろお弁当型にしろ、バッグがペチャンコ状態から膨らむのですが、その復元力のぶんだけドレーン内に陰圧がかかるのです。もちろん、従来の高低差を利用した排液バッグシステムでも、重力分の持続吸引はできていたのですが、よりしっかりと吸引ができます。

どちらが優れているのでしょう？　賛否両論あります。持続吸引がかかる卵型等のほうが、排液の効率が良いという意見もあります。われわれは、持続吸引をかけると、おなかの中のさまざまな組織が術後早期よりドレーンの周囲に集まることで、かえって狭い範囲しか排液されなくなりドレナージ不良のスペースを作る恐れがあると考えて、重力にまかせたドレナージを愛用しています。

　ドラえもんの道具で小さくなって、おなかの中でドレナージの様子を観察することができれば、もっと詳細なことがわかるかもしれませんね。あっ、もし本当にドラえもんがいれば、ドレーンはいらないかもしれないか……。

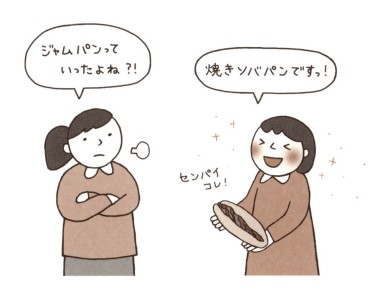

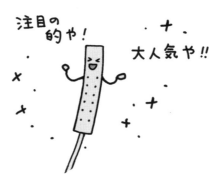

第6章

総論
真の消化器外科ナースであれば、瘻孔を極めよう

　瘻孔って知っていますか？　この単語は日常会話ではまず出てきません。「お父さん！　ちょっとスーパー行って瘻孔買ってきて」とか絶対に言いません。かなりのベテランナースであっても、この単語の意味をしっかりと理解しているのはきっとわずかでしょう。かなりマニアックです。まさに「ツウ好み」の一言です。

　あなたも、玄人の消化器外科ナースを目指すのであれば、この道は避けては通れません。なぜなら、ドレーン管理の理論は瘻孔を理解することで容易に理解できるからです。今まで、「お医者さん業界の専門用語」とか思っていたそこのあなた！　今こそチャンスです。瘻孔を理解して、真の消化器外科ナースになろうではありませんか！

1 瘻孔って？

　瘻孔とは、簡単にいえば、**二つの臓器どうしをつなぐトンネル**です。この場合、二つの臓器とは**「体内」**と**「体外」**、あるいは**「皮膚」**と**「腹腔内」**ということになります。このトンネルがドレーンと何の関係があるのでしょう。

　少しベテランの看護師さんであれば、ドレーンが抜けてしまったときに、医師がその場でもう一度ドレーンを入れなおしている場面に遭遇したことがあるかもしれません。あれって不思議じゃありませんか？　ドレーンはもともと吻合部のそばに留置されていたはずです。抜けてしまったドレーンをもう一度グイっと挿入して、なぜ同じ場所に入るのでしょう？

　それは**「瘻孔」**があるからなのです。ドレーンを一定期間留置しておくと、そのドレーンに沿って皮膚と腹腔内の間にトンネルが形成されるのです。

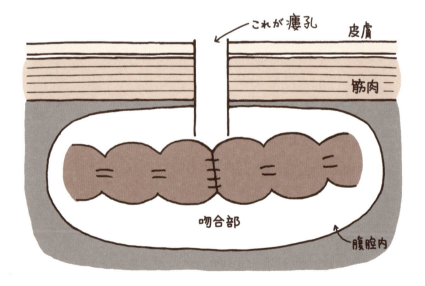

② 瘻孔のできかた

　それでは、その瘻孔はどうやって造られるのでしょう？　なぜ、ドレーンを挿入すると「体内と体外をつなぐトンネル」ができるのでしょう。

　それは、ドレーンが体にとって**異物**だからです。カッコイイ子が転校してきたらクラスがザワツキませんか？　それと同じです。体内に挿入されたドレーンという名の異物の周囲には、**炎症**が発生します。

　「なに、この人、見たことないんだけど」とか「あら、いい男じゃない彼女いるのかしら」とかさまざまな炎症が、転校生であるドレーン君の周りに巻き起こります。

　しかし、最初は熱いブームも、そのうち冷めてきます。そう、炎症が収束すると、**線維化組織**と呼ばれる硬い組織が発生するのです。まるで、あんなに僕のことを愛してくれていた（勘違い？）奥さんの態度が、時間とともにすっかり硬くなるのと同じように……。

　「線維化組織」とは簡単にいえば**カサブタ**です。包丁で切った傷も最初は生々しくて、汁が出たりしますが、そのうちカサブタができて治りますよね。ドレーンの周りにも同じようにカサブタが発生するのです。ドレーンを覆うようにドレーンの形をした管状のカサブタができると思ってください。

　ここで、ドレーンを抜くとどうなるでしょう。ドレーンと同じ形をした管状のカサブタ＝瘻孔が、おなかの中と体外を結ぶトンネルとして完成するのです。つまり、「瘻孔はドレーン孔というおなかの傷を治すためのカサブタ」と思ってください。

第6章　真の消化器外科ナースであれば、瘻孔を極めよう

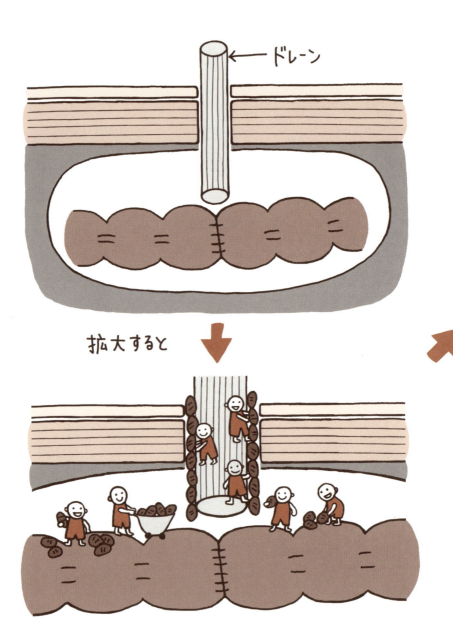

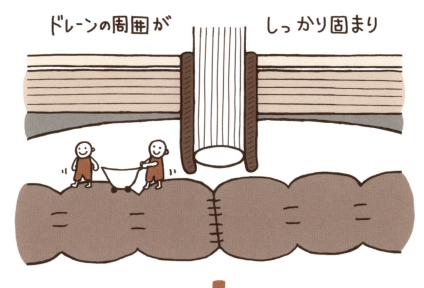

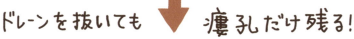

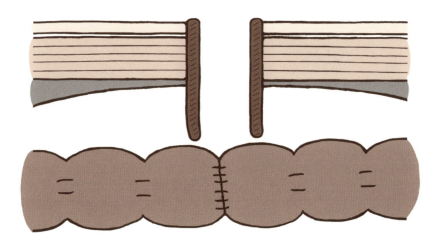

第6章 真の消化器外科ナースであれば、瘻孔を極めよう

3 瘻孔ができることは良いこと？悪いこと？

良いことでもあり、悪いことでもあります。悪いことから考えてみましょう。

悪いこと

瘻孔が完成してしまうと、ドレーンが排出できるのが、その先端周辺のごく限られたエリアに貯留した液体だけになります。つまり、ドレーンから**やや離れた部位に貯留した液体はドレナージできなくなる**のです。

このようなときに「ドレーンの排液はきれいなのに、なぜか熱が出る！」という事態が発生します。これは、ドレーンが留置されている部位からの排液はきれいであっても、瘻孔形成によりドレーンの力が及ばなくなった部位に汚染した排液が貯留することが原因となります。

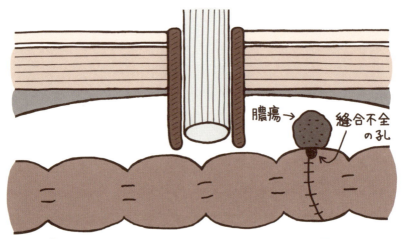

あちこちの章で繰り返し言いますが（1章②など参照）、**ドレーンは信用してはいけません。**

少し復習しましょう。ドレーンから汚い液体が排出されているときは、縫合不全なり膵液漏なりの合併症が起こっていることは間違いないので、この場合はドレーンを信用してもOKです。しかし、ドレーンの排液がきれいであっても、患者さんの症状が思わしくないとき（熱があるとか、腹痛があるとか）には、「ドレーンが効いていない」という事態を想定してください。とくに、**手術後7日前後（このころには瘻孔ができかけてきます）に「ドレーン排液はきれいだが、熱が出る」といった事態に直面したら、要注意**です。

後輩の看護師さんに、エラそうに指導してあげるのです。「この時期のドレーンは瘻孔ができる影響で、狭い範囲しかドレナージできていないことがあるから、ドレーンの効いていないところに膿瘍ができているかもね」と。こんな先輩素敵ですねー。

では、実際にドレーンが効いているかどうかはどうやって判断しましょう？　これは、もうCTを撮影するかエコーで観察するしかありません。

良いこと

瘻孔の良いことも考えてみましょう。先ほども述べたとおり、瘻孔が形成されると、皮膚と吻合部などの間にトンネルができます。**このことが、瘻孔の最大のメリットなのです。**

たとえば、腸管の縫合不全に対してドレーンが挿入されている患者さんについて想像してみましょう。ドレーンからは「う●ち」が流出してきます。担当の医師は、浮かない表情で回診しています。無理もありません。患者さんや家族の表情は冷ややかです。でも、ドレーンから汚いものが出ているお

かげで、患者さんは熱もなく元気です。

　さて、何らかの原因でこの大事なドレーンが抜けてしまったらどうなるでしょう。大変ですね。だって、ドレーンが入っていればそこから体外にドレナージされていたはずの「う●ち」が、おなかの中にたまってしまいます。

　しかーし！　もしドレーンが抜けてしまっても、瘻孔が完成していれば、それほど大変な事態にはなりません。なぜなら、腸管の吻合部から漏れた「う●ち」は瘻孔という限られたスペースの中にとどまり、**おなかの中全体に広がることはない**からです。
　もちろん、瘻孔の中に限局しているとはいえ、ドレーンがなければ排液は上手にできないので、ドレーンを再挿入する必要はあります。でも、これも瘻孔さえ完成していれば、皮膚のドレーン孔から同じドレーンを同じ深さで挿入すれば、もともとの位置に留置することが可能なのです。

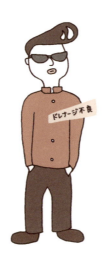

❹ 瘻孔はどれくらいでできるの？

　それでは、瘻孔は術後何日目くらいに完成するのでしょう。じつは、**よくわからないのです。**すみません。

　ドレーンの材質 (どれくらい異物として体に認識されるかという程度) や患者さんの体質 (簡単にいえば、カサブタができやすいかどうか) により差が大きいことは確かです。あるいは、腹水がたくさん貯留している患者さんでは、いつまで経っても瘻孔が完成しないことはよく知られています。

　ともかく、現在よく使用されているシリコン製のドレーンであれば、術後7日目前後には瘻孔がある程度できているようです。14日目くらいであれば、ほぼ完成していると考えられます。多分に感覚的な問題ですが、このような感覚は、実際に予期せずドレーンが抜けてしまったときやドレーン交換時に、容易に再挿入できたかどうかによって得た印象です。

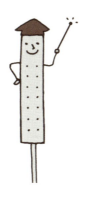

5 まとめ

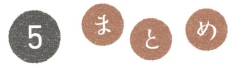

に代えて消化器外科医の独り言

　瘻孔やドレーンについて語りはじめると、話が止まらなくなるのは外科医のアルアルでしょう。

　消化器外科医にとって、縫合不全というのはたいへん不名誉な合併症です。優しい言葉はいろいろとあります。「たくさん手術していれば漏れることもあるよ」とか「状態の悪い患者さんだったからしかたないよ」とか「先生がやって漏れたのだったら、誰がやっても漏れたよ」とか。

　でも、多くの外科医の心がそんな慰めの言葉で癒されないのは、素直な心を持っていないからではないのです。ただただ心配なのです。自分が行なった手術のせいで、患者さんが苦しんだり、生命の危機に瀕しているのをみて、どうか早く治ってほしいと切に願っているのです。

　ドレーンはそのようなピンチを救ってくれる最後の助け舟です。長くやっている外科医なら、誰でも一発逆転、起死回生や、逆に痛恨の一撃的ドレーン管理の経験を持っていると思います。だからこそ、みんなそれぞれにドレーンに対しては深いコダワリを持っています。まさに十人十色です。経験豊富な外科医どうしが、ドレーン一本抜くか抜かないか、で大激論するなんてことはザラにあります。

　そして、このドレーン管理の理論の基礎こそが「瘻孔」なのです。しかし、その「瘻孔」について、実際はわからないことがたくさんあります。というか、わからないことのほうがむしろ多いかもしれません。何日経てば完

成するのか？　どのような患者さんで瘻孔ができやすいのか？　逆にどれくらいの日数で閉鎖するのか？　などなど。

　だからこそ、みんなそれぞれの経験をもとに独特のコダワリを持つのでしょう。そして、その経験の多くはつらい状況で得られたものであり、ややオーバーに表現されることもしばしばです。

　確かに現代の医療はエビデンス重視です。でもきっとこの業界にはエビデンスは生まれないと思います。だって、失敗談ばかりですもの。みなさんもぜひ、におい立つほど濃厚で芳醇な外科医のコダワリの世界、「瘻孔」に興味を持ってみてください。

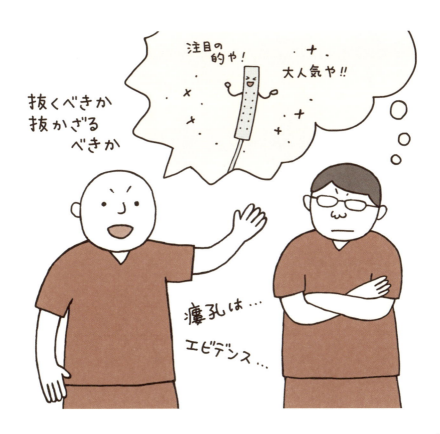

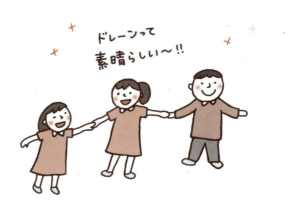

第7章

総論
ドレーン交換とは

　古いものは交換しなければなりません。何でも同じです。古くなったからといって、交換してはいけないのは奥さんくらいです（本当に冗談です、古いなんて奥さんゴメンナサイ）。ドレーンも交換が必要です。

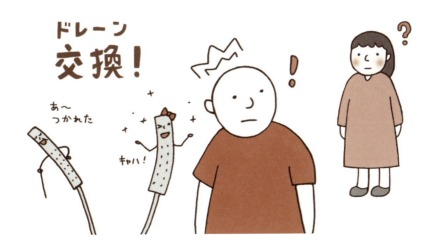

① ドレーン交換が必要な理由

どうして、ドレーン交換は必要なのでしょうか。理由は二つあります。

理由1．詰まるから

まず、ドレーンはある程度の時間が経つと詰まります。詰まるまでの日数は出てくる液体のネバネバ度により異なりますが、詰まると排液が減少し、本来は体外に出さなければならない液体がおなかの中にたまることになります。ですから、**ドレーンが詰まってしまい本来の役割を果たせなくなる**前に、新しいものに交換する必要があります。

理由2．位置がダメだったから

ドレーン交換が必要な理由のもう一つは、**ドレーンの位置**です。どういうことでしょう？

ドレーンを留置する位置は、縫合不全が発生した際に確実にドレナージが図れる場所を狙うわけです。

しかし、腸管にしろ膵臓にしろ、吻合する臓器には幅があります。たとえば腸管の吻合部の場合、いちばん手前から漏れるか、いちばん奥から漏れるかは、予測がつかないのです。したがって、いちばん奥から漏れても大丈夫なように、ドレーンは通常やや深めに挿入します。

もちろん、いちばん奥から縫合不全が発生すれば、ドレーンの位置はそのままでOKなのですが、手前から漏れたらどうでしょう？　ドレーンの位置は深すぎることになります。つまり、**ドレーンの位置を調節する**目的でドレーン交換は必要なのです。

② ドレーン交換の時期

　さて、そんなドレーン交換は術後何日目くらいに行なうものなのでしょうか。じつは、決まりはありません。施設や外科医によってさまざまです。皆さんお勤めの病院の流儀に合わせてください。

　以下、私の考えを言います。

早くに交換するとまずい理由

　ドレーンを交換する工程において、まず、手術のときに挿入した古いドレーンはいったん抜く必要があります。当たり前と言えば当たり前なのですが、これが結構問題です。なぜでしょう？

　ドレーンは手術のときに外科医が「ここしかないでしょう！」と信じたベストポジションに留置してくるのです。これを抜いてしまうと、新しいドレーンがそのベスポジに再び入らないかもしれませんよね。とくに、手術後あまり早い時期にドレーン交換を試みると、ドレーンを手術のときと同じ位置に留置することは著しく難しくなります。なぜか？　それは、**瘻孔ができていない**からです。

　出ましたねー。瘻孔です。6章で詳しくお話ししましたが、一言でいえば皮膚とおなかの中をつなぐトンネルですよね。ドレーンの周りに瘻孔ができていれば、古いドレーンを抜いてしまっても、瘻孔の中に新しいドレーンをそっと入れてあげれば、元の位置に留置することが可能なのです。**瘻孔ができていなければ、新しいドレーンがどの方向に挿入されるかは「神のみぞ知**

る」です。

　困りますよね。だって、ドレーンが重要な役割を果たすのは、正しい位置に挿入されているからであって、アサッテの方向に挿入されてしまえば、何の役目も果たしません。

　このようにドレーンが思いもよらずアサッテの方向にずれてしまうことをわれわれの業界では「ドレーンが跳ねる」と呼び、たいへん寒い事態と認識されます。カンファレンスにおいて、主治医が「──さんなんですけど、ドレーンが跳ねてしまいました」なんて報告したところ、上司から「何やっとるんだー！」と叱られる。これはきっと万国共通の「外科医あるある」です。

　すみません。話がそれました。つまり、瘻孔が完成する前のドレーン交換はせっかくの大事なドレーンが跳ねる危険があるので、あまりお勧めできないということになります。

　では、瘻孔は何日で完成するのでしょう。そう、6章でも話しましたが、じつはこれもはっきりした答えがないのでしたね。挿入されていたドレーンの種類、患者さんの体質などにより異なります。ただ、大雑把にいって、術後1〜2週間でできるものだと多くの外科医が感覚的に理解しています。

早く交換しないといけない理由

　では、「そんなに瘻孔ができているかどうかが心配だったら、1カ月くらいしてから、確実に瘻孔ができたときに交換すればいいじゃん」と言いたくなりますね。おっしゃるとおりです。瘻孔のことだけを考えれば、手術後できるだけ時間が経過してから交換するほうがよいです。

　しかし、実際はそういうわけにはいきません。だって、ドレーンは日一日

と汚くなり、内腔は閉塞しかかってくるからです。古いドレーンを1カ月も留置しておいたら、治る合併症も治らなくなります。**合併症を早く治す**という目的のためにはやはり、なるべく早くドレーンも交換するほうがよいでしょう。

ということで

結局、「瘻孔が完成するまでの時間」と「手術時留置したドレーンの閉塞」**という二つの要因を考慮**して、ドレーン交換の時期を決める必要があるのです。私は、以上のような考えから、手術後10日前後でドレーン交換を行なうことにしています。

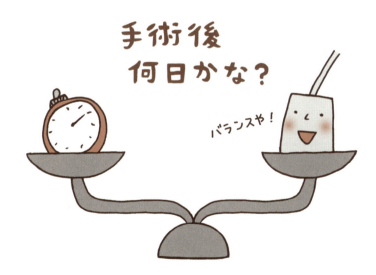

③ ドレーン交換の手技

　では、実際のドレーン交換がどのように行なわれているかを解説しましょう。

　基本的に、この操作はレントゲン室（施設によっては、テレビ室とか透視室とも呼ばれます）で行なわれます。レントゲン下で、▷古いドレーンが留置されていた位置　▷合併症の有無　▷合併症の程度、新しいドレーンの位置　── などを確認するのです。

手順

　①まず、ドレーン孔周囲の皮膚を消毒し、局所麻酔薬を注射します。ドレーンの固定糸も切り、引っ張れば抜ける状態にしておきます。
　②次に、古いドレーンからガイドワイヤーという極細の金属を挿入します。ガイドワイヤーが古いドレーンの先端から出るところまで進めます。
　③ガイドワイヤーだけを残して、古いドレーンを抜きます。つまり、ガイドワイヤーは瘻孔内に留置されていることになります。
　④ガイドワイヤーに被せるようにして、造影用のカテーテルを瘻孔内に挿入し、ガイドワイヤーを抜きます。これで、瘻孔内に造影用カテーテルが留置されたことになります。
　⑤造影用カテーテルから造影剤を注入します。この操作を「瘻孔造影検査」と呼びます。6章でお話しした、「瘻孔が完成しているかどうか」はこの検査で判明します。つまり、瘻孔が完成していれば、この造影検査で瘻孔が一直線に造影されますし、もし瘻孔が完成されていなければ、造影剤は腹腔内の広いスペースに漏れ出て行きます。

⑥瘻孔造影することにより、合併症の有無やその程度を診断します。たとえば、瘻孔造影することにより手術で吻合した腸管が造影されれば、それは縫合不全があったことを意味します。

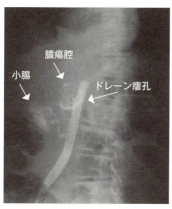

瘻孔造影検査で小腸が造影され、縫合不全が確定した。（膵腸縫合不全）

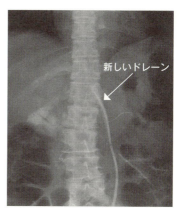

ドレーン交換により、新しいドレーンが留置された。

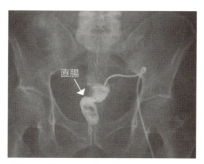

瘻孔造影検査で直腸が造影され、縫合不全が確定した。（直腸縫合不全）

　外科医敗れたり！　の瞬間ですが、実際は、病棟でドレーンから汚い液体が流出した段階である程度覚悟はしているので、それほどショックを受けないこともしばしばです。

また、縫合不全が判明したときに、縫合不全が発生した腸管と瘻孔の間に袋状のスペースが造影されることがあります（cavity（キャビティー）と呼びます）。これは、腸管から漏れた液体が、ドレーンから排出される前にいったんその袋状のスペースに貯留していることを意味します。このようなスペースがあると縫合不全はなかなか治りません。またスペースが大きいと発熱の原因にもなります。瘻孔造影することで、新しいドレーンはこのキャビティーのドレナージが良くなるように留置する必要があることがわかるのです。

　⑦再び、ガイドワイヤーを残して造影用カテーテルを抜きます。

　⑧新しいドレーンをガイドワイヤーに沿わせて挿入します。このときに瘻孔造影の写真を参考にしながら、確実にキャビティーがドレナージできる位置、あるいは、確実に縫合不全が起こっている腸管の欠損部に近い位置にドレーンが留置できるようにします。

　⑨新しいドレーンが抜けてしまわないように、針糸で固定し、テープでも固定して終了です。

　今述べた方法が基本となるやりかたです。実際はさまざまなバリエーションがあり、それこそ施設により医師によりそれぞれ異なります。「郷に入りては、郷に従え」です。原則のやりかたをしっかり理解して、皆さんお勤めの施設のやりかたを体得してくださいね。

4 メジャーリーク? それともマイナーリーク?

　ドレナージ、ドレーン交換が適切にできれば、軽症の縫合不全であれば、再手術などをしなくとも治癒させることが可能です。当然ですが、吻合部が大きく離開するような重症の縫合不全はダメで、ドレーンだけでは治りません。吻合部のほとんどはつながっているが、ごく一部が漏れているような症例がドレーンで治ります。

　このような軽症の縫合不全をわれわれの業界用語では「マイナーリーク」と呼びます。逆に、再手術が必要なほど派手な縫合不全のことは「メジャーリーク」といいます。

　もし、今あなたのそばに、縫合不全が発覚して落ち込んでいる外科医がいたら、「大丈夫ですよ、先生！　マイナーリークじゃないですか！」こう言って励ましてあげてください。あなたの優しさに、先生は泣いちゃうかもしれません。（派手に漏れてると思ったら、イヤミになっちゃうので、ダメですよ。）

　私の友達（私じゃあないですよ）は、上司の手術で縫合不全が続いたとき、ぼそっと「メジャーリーガー」って言ってました。ひどいですね。そういう悪口は言ってはいけません。

5 マイナーリークの治りかた

それでは、マイナーリークはどのようにして治るのでしょう。

まず、縫合不全が発生すると、漏れた消化液は吻合部の周囲に貯留します。このとき、適切な位置にドレーンが挿入されていれば、漏れ出た消化液の大部分は体外にドレナージされるのです。

もしドレーンが適切に挿入されていなければどうなるでしょう？ 消化液はおなかの中全体に広がっていき、**腹膜炎**へと発展します。つまり、ドレーンはまず縫合不全の初期段階で、腹膜炎になることを予防してくれるのです。

しかし、ドレーンが適切に挿入されていても、残念ながら、消化液の全部がドレナージされるわけではないのです。結果、吻合部の周囲には縫合不全部から漏れた消化液が袋状に貯留します。

この袋のことを、瘻孔業界用語で「cavity」と呼ぶんでしたよね。位置関係としては、縫合不全ポイント → キャビティー → ドレーン（瘻孔）→ 皮膚のドレーン孔　という感じです。

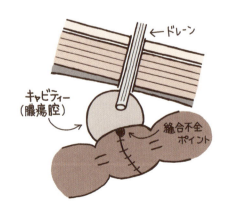

ドレーン交換のポイントは、このキャビティーの中に確実にドレーンを挿入して良好なドレナージを維持することです。このようにしてキャビティーが確実にドレナージされれば、時間とともにキャビティーは縮小します。

　キャビティーが消失すると、先ほどの位置関係はどうなるでしょう？　こうなります。

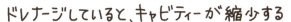

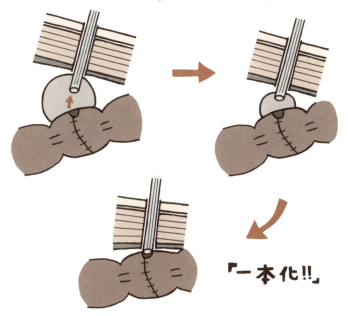

　縫合不全ポイント→ドレーン（瘻孔）→皮膚のドレーン孔という形になり、縫合不全ポイントから皮膚までが一本の瘻孔で連続した形になるのです。この状態を瘻孔業界では「一本化」と呼びます。

ここまで来れば、もう一息です。次は、瘻孔を閉鎖させることを考えます。ドレーンを細くしたり、ドレーンを浅くしたりするのです。
　瘻孔が細くなると、圧の関係で、吻合部を通る消化液も狭い瘻孔の方向には流れなくなります。

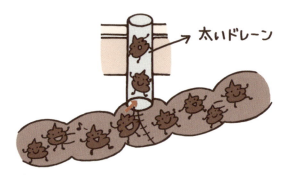

「まだ瘻孔が大きいから、ドレーンのほうに行きたいな〜♪」

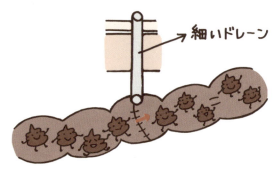

「瘻孔が細いと狭いから、ドレーンのほうには行きたくないや〜」
➡ 自然閉鎖する

　さあ、この頃になると、ドレーンからの排液もぐっと減少します。ほとんど流出が止まったら、ドレーンを抜きます。すると、細い瘻孔が自然に閉鎖し、縫合不全は治癒するのです。

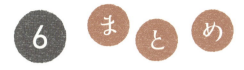

6 まとめ

　まだまだ、言いたいことは山ほどあります。ドレーン交換や縫合不全の治りかたについての、最も原則となる理論を書きました。

　例外はないの？　いや、むしろ例外だらけです。
　cavityがだんご三兄弟（古い？）みたいに複雑な形だったり、ドレーンの先端がどうしてもcavityの中に挿入できなくて、側孔でかろうじてドレナージできている状況だったり、ドレーンが複数本挿入されていたり、etc．本当に苦労するんです。何度も「ほんまに治るんかいな？」ってなりますよ。患者さんには「まだ治らないの？」とか言われるし。
　でも耐えるのです。そう、瘻孔学は耐える美学なのかもしれません。

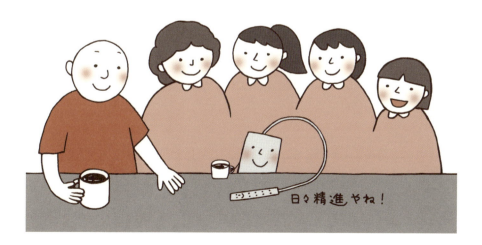

第8章

総論
ドレーン交換における看護師さんの仕事

　私が、過去勤めた東海地方の数施設のなかですら、ドレーン交換や瘻孔造影に対する看護師さんのテンションにはずいぶん差がありました。もちろん、看護師さんによっても、いろいろです。それこそ、身を乗り出して「なんだったら、アタシがやりましょうか？」みたいな高いモチベーションの人もいますし、「そんなのはお医者の仕事」と言わんばかりに冷淡な人もいました。

　いや、別にいいんです。興味のある人もない人もいて当然ですし、他に大事な仕事もたくさんあります。私は、皆さん全員に自分と同じくらい熱くドレーン交換に向き合ってほしいわけでもないのです。そもそもマニアックな世界でもありますし。

　しかし、関心のない多くの人は、「医者が一所懸命やっているのはわかるが、やっていることの意味がわからない。勉強しようにも、教科書にも看護雑誌にも書いてない。マッイイカ」という理由でテンション低めなのかもしれない、とも思うわけです。どうですか？　これまでの読み物で、多少でも

皆さんのモチベーションが上がっていればいいのですが……。

　これから述べる「看護師さんの仕事」は、このテンションの高低により仕事量が大きく異なります。もちろん、施設によって看護師さんがやれることの範囲も多少異なります。

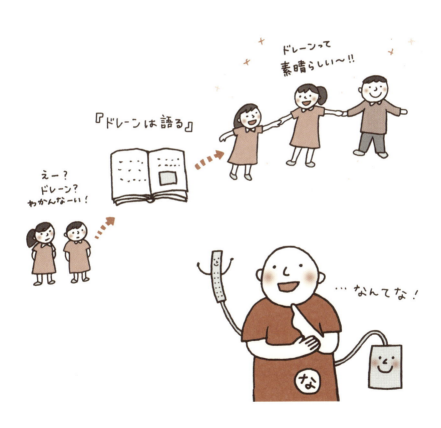

1 ドレーン交換前夜 患者さんへの説明

内容を説明しましょう

　患者さんに、翌日検査があることを伝えましょう。検査の簡単な内容の説明も必要です。

　最も簡単にすませるには、「明日、透視室で管を新しいものに交換する検査があります。詳しいことは、先生に聞いてくださいね」です。あとは、皆さんのテンションと知識に応じて、肉付けをして説明してあげてください。一般的には、「痛いかどうか？」とか「どれくらい時間がかかるか？」とか「何時からやるの？　シャワーの予約しちゃったんだけど」とかに答えてあげると喜ばれるようです。

看護師さんが経験するリアクション

　これら以外にも、患者さんからのさまざまなリアクションが想定されます。多くは不平、不満です。だって、基本、合併症の治療ですから。過去、私が看護師さんから伝え聞いた数々のリアクションを列記します。

「いつになったら、治るんですか？」
「こんなに時間がかかるなんて聞いてませんでした」
「○○先生は大丈夫なんですか？」
「管の交換って、また手術をやりなおすんですか？」（おもに初めての交換で）
「痛いからやりたくない」
「隣の□□さんは、同じ時期に手術したのに、もう退院した」
「手術は失敗か？」

耳が痛いです。痛すぎます。まだまだいろいろあります。少なくとも「嬉しい！」とか「ドレーン交換大好きです！」とかいうポジティブな発言はありえません。

わかっちゃいるけど言いたいんです

お願いです。少し時間をかけて、よく話を聞いてあげてください。多くは、うまくいっていないことに対するやり場のない怒りや悲しみの表現としての「愚痴」です。

患者さんもわかっちゃいるんです。術後に合併症が起こることも、合併症が発生したらなかなか退院できないことも、合併症治療には少なからず痛みを伴うことも、すべて術前に担当医から説明は聞いているんです。決して忘れちゃったわけではありません。

ただ、癌が治ると信じて手術を受けることにしたんです。わかっちゃいるけど、言いたいのです。

やや不謹慎ですが、例え話をします。

勝つか負けるかわからないけど、安くないお金を出して切符を買って球場に行きます。どんな強打者でも打つ確率はせいぜい三割程度とよくわかっています。でも、チャンスで空振り三振すると、叫びます。

「馬鹿やろう！」「金返せー」

（本当にお金返してもらえるなんて思っていませんよね。）

知らぬは医師ばかり

繰り返しますが、優しく聞いてあげてください。「そうですよね。つらいですよね」と言ってあげてください。もちろん、これは、われわれ医者の仕事でもあります。ただ、残念ながら、多くの患者さんは経験上、医師に直接

不満は言いません。やっぱり、「先生に嫌われたくない」という気持ちが強いのです。「△△さんって、我慢強いよね。こんなに検査繰り返してるのに、何にも愚痴言わないねー」なんて能天気にわれわれが思っているけど、看護師さんの前では泣いてるなんてことはよくあるようです。

　患者さん愚痴る → 看護師さん聞く、慰める → 看護師さん医師に教える → 医師も慰める（より専門的に）──という接しかたが理想だと思います。

　膿だけじゃなくて、心のドレナージもしてあげましょう！

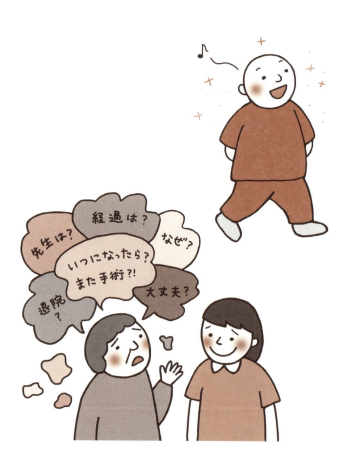

② ドレーン交換当日

前処置と移送

　レントゲン室へ出発するときに前投薬を行なうことが多いです。鎮痛薬や鎮静薬を点滴、注射することで、検査中の患者さんの痛みや緊張を和らげる目的があります。

　比較的軽く考えられがちな処置ですが、かなり重要です。患者さんによっては、痛みや極度の緊張で、処置中に気を失ったり、血圧低下をきたす人もいます（迷走神経反射といいます）。指示を見落とさないよう必ず確認するようにしましょう。

　もしも前投薬の指示がなければ、迷わず「先生、前処置はどうされますか？」と聞きましょう。もちろん、何かの考えを持って前投薬をしない医師もいるかもしれませんが、多くの場合は忘れているだけです。クリニカルパスになっているといちばんよいですよね。

　移送ですが、ドレーン交換では術後に安静が必要となることは基本的にありませんので、歩いて行って、歩いて帰って来てもOKです。痛みに弱い患者さんの場合は、帰りのことを考えて車椅子で行くのもよいかもしれません。

レントゲン室に到着したら

　患者さんを検査台に移します。血圧計、酸素飽和度モニターなどを装着し、入室時の血圧と酸素飽和度を測定・記録します。

　ドレーン交換する部位の皮膚を露出します。消毒をすると衣服が汚れる可能性が高いので、消毒よけの敷布で患者さんをガードしましょう。交換する

べきドレーンのテープ固定を慎重に剝がします。このあたりの操作は検査する医師と一緒にやりましょう。

　敷布で清潔野が作られます。指示に応じて、消毒、注射器、注射針、局所麻酔薬などを清潔野に出します。忘れてはいけません、レントゲンが出ます。放射線防護服を着ましょう。たいてい汗臭いことになっていますが、我慢です。

　検査中、医師はレントゲン画面に夢中で、患者さんのことがあまり見えていないことが多いです。患者さんを見てあげてください。痛そうにしていないか？　泣いていないか？　気を失っていないか？　とくに、大きな敷布を用いていると顔がよく見えず、観察ができないことがあります。つねに患者さんの意識や顔色を観察できるようにしておきましょう。

　痛がっていることが医師に伝わっていればよいですが、伝わっていないと思ったら、ためらわず「先生、痛がっておられます」と言いましょう。泣いているときは手を握ってあげましょう。ときどき血圧と酸素飽和度モニターを見て、記録しましょう。

検査中の医師の心理

　手術と異なり、局所麻酔での処置です。当然時間的制約もあります。処置が思いどおりに進んでいるときはよいのですが、そうとばかりはかぎりません。狙ったキャビティーにガイドワイヤーが入らない、とか、ドレーンが思わぬ方向に跳ねてしまった、とかいう事態がときに発生します。

　とても平静ではいられません。それでも、局所麻酔です。患者さんの前で「ヤバイヨ、ヤバイヨ」とは言えません。必死で平静を取り繕って、検査を進めています。

　申し訳ありませんが、空気を読んでください。「先生、すごい汗ですけど大丈夫ですか？」とか、「あれ、ドレーン跳ねました？」とか無神経なセリフは言ってはいけません。

あまりにも事態が打開されない空気を察知したら、そっと小声で聞いてあげましょう。「先生、どなたか応援を呼びますか？」

物の在処(ありか)

ときとして、医師が「××出して」とか「▽▽カテーテルってあったっけ？」とか聞いてきます。多くは冷静さを失ったあげくの無茶振りではありますが、患者さんのためです。出せるものは出してあげましょう。ふだんから、検査室の物品の在処に精通しておきましょう。処置カートのどこに何が入っているかを知っている看護師さんはとても重宝されます。

暇なとき

医師だけで検査を夢中でやっていて、ついていけない。検査時間も長くなってくると暇になります。ウトウトしちゃったり、イケメン放射線技師さんにウットリしたくもなりますが、我慢です。検査終了時に備えましょう。ドレーン固定テープを切ったり、搬送の準備などをしましょう。

検査が終わったら

患者さんの観察をします。

消毒汚れを拭き取ります。いいかげんに拭くと後で患者さんがかゆくなります。

皮膚が乾燥したら、ドレーン固定テープでドレーンを丁寧に固定します。この時、ドレーンを固定する方向について、検査をした医師に確認するとよいでしょう。

ドレーンバッグ、点滴などの配置を整理して、帰りの準備を整えましょう。「家に帰るまでが遠足」とはよく言ったものです。病棟に帰るまでが検査です。

第8章 ドレーン交換における看護師さんの仕事

病室で

　定期的に患者さんの観察をしてください。

　まれですが、交換したドレーンの刺入部から出血することもあります。患者さんの痛みの有無、バイタルサインの異常がないかを確認してください。

　ドレーン交換の後に発熱することがたびたびあります。発熱時の指示を医師に確認しておきましょう。

　ドレーン交換する前と比較して、急に排液が増えたり減ったり、とか、性状が大きく変化したり、とかは異常です。医師が帰宅してしまう前に報告しましょう。

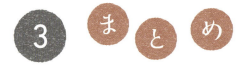

3 まとめ

　ドレーン交換は、医師にとっても患者さんにとっても、とてもストレスが大きい処置です。局所麻酔処置、時間的制約、合併症治療というネガティブさ、など理由はさまざまです。看護師さんには医者・患者さん双方からのストレスがかかります。イヤな仕事です。不当な要求を我慢する必要は毛頭ありません。でも必死で頑張っているときは、助けてあげてください。今度ラーメンご馳走しますから！

第 **9** 章

総論
ドレーン抜去

　いちど挿入したドレーンは、いつか抜かなければなりません。最も幸せなのは、術後の経過が良好でドレーンが不要になり抜くことです。残念ながら、なかなか不要とならず、ドレーン交換を繰り返すことも多いのですが……。本章では、どのようなときにドレーンが不要と判断できるか？　それは何日目なのか？　抜きかたは？　などについて説明したいと思います。

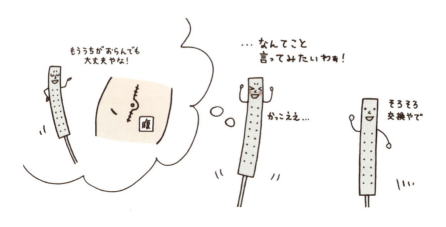

1 そもそも「術後経過良好」とは

汚くなければ抜いてもよい？

　一見、経過が良さそうな患者さんがいます。バイタルサインに問題なし、熱はない。離床も進んでいる。食事摂取も開始した。でも、ドレーン排液が汚れていれば、これは「良好」とはいいません。このような患者さんは、「合併症があるが、ドレーンによりその合併症が上手にコントロールされている」という状態であり、**もしドレーンが抜けてしまったら、いきなりピンチに陥る可能性がある**のです。

　もちろん、汚染排液のある患者さんのドレーンを抜くようなお馬鹿さんはいないですね。では、**汚染さえしていなければ、本当にドレーンは抜いても大丈夫なのでしょうか？**

　そもそも、「きれいな排液」か「汚い排液」以外の場合はどうするのでしょうか？　きれいか汚いかなんて、個人の価値観により異なるかもしれません。

チーム医療の意義

　だって、メチャメチャ部屋が汚く不衛生でも問題なく生活できる猛者（勇者？）もいれば、ちょっとのホコリも許せない几帳面さんもいるのですから。勇者は強いですよ。冷蔵庫の中に醸造されている多少古い牛乳も飲んじゃったりします。

　外科医が、勇者タイプであれば、多少の濁りや多少のにおいは「問題なし」と判断するかもしれませんが、几帳面さんであれば、超きれいな排液に浮かぶごく少量の濁りでさえ、「アウト」かもしれません。

ここにチーム医療の意義があります。**みんなの意見を集約**するのです。回診は一人の外科医だけで行なうべきではありません。医師何人かと看護師さん何人かで行なうことに意味があります。迷えば、相談するのです。「これってきれいだよね？」とか「このドレーン抜いてもいいかな？」とか。

　看護師さんも意見することを遠慮するべきではありません。医師は、しっかり見ていないことや、思い込みで行動していることがあります。ドレーンバッグだけ見て、「よし抜くぞ」となり、看護師さんに「あれ、でもドレーンチューブは汚いですよ」って教えてもらい、「危ない！　危ない！！」ってなったこともあります。

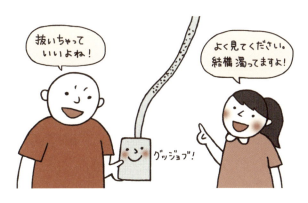

それでも迷ったら

　何人かで見ても「きれい」か「汚い」かを判断できないこともあります。こんなときは、排液をガーゼの上に出してみましょう。汚い沈殿物（モロモロ）があれば、わかります。

　においを嗅ぐことも可能です。みんなでにおってみましょう。私はこの作業を「テイスティング」と呼んでいます。

　どうしても悩むのであれば、抜くのをやめましょう。

2 熱があるときは？

　基本的には抜くべきではないと思います。もちろん、そのドレーン以外に明らかな熱源がある場合にはこの限りではないですが。
　なぜ抜くべきではないか。**もしかすると、もう少し待っていると汚いものが出てくるかもしれない**……と考えられるからです。

　腹腔内に汚染液が流出したとき、ドレーンの位置が適切であれば基本的にはすぐドレーン排液は汚れてきます。しかし、ドレーンの位置が汚染部位から少し離れているとすぐには出てきません。また汚染液の量が少量であれば、量が多い周囲の腹水が先にドレナージされて、汚染液はある程度の量になるまで出ないかもしれません。
　つまりいちばん怖いのは、**「汚染液が腹腔内に存在しているにもかかわらずそれに気づかずドレーンを抜いてしまう」**という事態です。熱があるのにドレーンを抜くという行為は、この恐れがあるので、あまりお勧めできないのです。

　では、安心して抜くためにはどうしましょう？　CTを撮影して、ドレーンの周囲に**液体貯留がない**ことを確認できれば、抜いてもOKだと思います。

③ 排液量は？

　じつは、これには明確な基準がありません。何となく、**多いと抜いてはマズイ**感じがしますね。その感覚は正しいと思います。

　だって、「こんなにたくさん出ていて、急にドレーン抜いちゃったらお腹がパンパンになってしまうのでは？」と思いますよね。ある程度の量であれば、腹膜から自然に吸収されることは知られていますが、そもそも個人差もありますし、100mLなら大丈夫なのか200mLでもOKなのかよくわかりません。

　前の日と比較してみましょう。減少傾向であれば、一つの良い抜去条件だとは思います。

　また、**量が多いときには、きれいであっても油断できない**という罠が潜んでいます。つまり、膵液漏などが存在していても、ドレーン排液が多いと薄まってしまい、見た目きれいそうに見えることがあるのです。

　いずれにせよ、**排液量が多いときには、**より慎重に抜く時期を見極める必要があると思います。

4 術後何日目？　早く抜く？

　熱なし、排液はきれい、量も少ない。患者さんも元気。さて、何日目に抜きましょう？

抜く日を統一したい理由

　現在、多くの病院では、クリニカルパスによってドレーンを抜く日を決めていると思います。だいたい、5〜7日前後でしょうか。もちろん、術式によっても差があります。

　昨今、「ドレーンは早く抜くほうが良い」という考えが流行し、主流になりつつあります。確かに、漫然と長期間ドレーンを留置することは、刺入部からの逆行性感染の原因にもなりますし、良くないことです。

　また、術後患者の大部分を占めるいわゆる「問題のない患者さん」に対して、A先生はドレーンを5日で抜くのにB先生は7日、C先生は10日という違いがあることは医療安全上も（間違いの原因にもなりますし）好ましくないかもしれません。

疑念に目をつぶらないで

　ただし、**これらはあくまでも「ドレーンを抜いても問題のなさそうな患者さん」に対しての話です**。「早く抜くこと」ありきで、「抜くにはちょっと怪しいかも？」という疑念に目をつぶり、「エイヤ」と抜いてしまうことは断じてあってはいけないと思います。

　結果的に、抜くべきでないドレーンを抜いてしまったときに最も苦労するのは患者さんです。外科医は、そのドレーンを抜いた数日後に高熱にうなされる患者さんの苦しみ、ドレーンを再挿入される患者さんの苦しみに、思い

を馳せる必要があります。

繰り返します

　排液がきれいであるかどうかの自信がないときや、熱がある患者さんのドレーンを見切り発車的に抜くべきではありません。手術のときに熟考して挿入した同じ位置に、いったん抜いてしまったドレーンを再挿入することはほぼ不可能なのです。

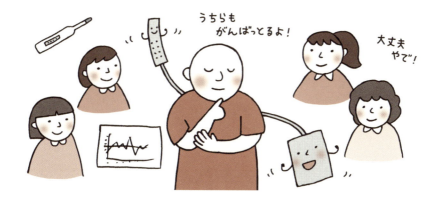

⑤ 抜きかた

「えっ？　そんなのピャッて抜いちゃえばいいんじゃないの？」って思ったそこのあなた！　甘い！　金平糖のように甘いです。

確かにドレーンの再挿入やドレーン交換、瘻孔造影などと違って、いつでも誰でもできる簡単な手技かもしれません。逆に、**失敗は許されない**のです。

この場合の失敗とは何でしょう？

ズバリ、**抜き間違い**です。ドレーンが1本しか挿入されていないときは大丈夫です。複数本挿入されている状況を想像してください。抜きたいドレーンを抜かず、絶対に抜きたくないドレーンを抜いてしまうことがないように十分に確認が必要です。

気をつけていても人間は間違える動物です。「それはないでしょう」っていうことをやるのが人間です。ドレーンの抜き間違いをしないためには、ドレーンバッグだけでなく、ドレーンチューブにも名札を立てておくとよいでしょう。

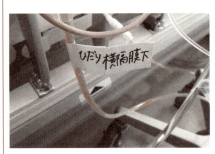 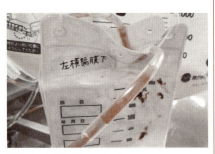

誤抜去防止の工夫。ドレーンチューブとバッグ両方に名札を貼っている。

抜くとき

　さて、間違いのないドレーンを抜くにしても、抜きかたっていうもんがあります。**なるべく痛くないように抜いてあげましょう。**

　「そんなこと言ったって、抜くのは先生じゃん！」って思ったそこのあなた！　甘い！　赤福のように甘いです。手を握ってあげましょう。無理なら？　「大丈夫ですよ」とか「すぐ終わりますからね」とかの優しい言葉を掛けてあげてください。これがかなり効きます。

　私も若いころ、膝の手術をしたことがあります。術後3日目に膝に血腫がたまりました。当時の主治医の先生が回診で、突然、「夏目さん、膝が腫れて痛いですか」と聞くわけですよ。そりゃ、聞かれりゃ「痛いです」って言うじゃないですか。普通に。そしたら、「じゃあ、抜きますか」っておっしゃるんですよ！

　──ん？　抜く？　何を？　「膝に針を刺して血を抜きます」──いやいや、まじか！　絶対ありえない。

　「嫌です」って言いかけて、ふっと見ると、当時少し気になっていた看護学生さんがじーっと見てるじゃないですか。カッコワルイところは見せられない。「先生、やってください、ズバッとやっておくんなさい（こうやって言ったかは不明）」

　すると、そんな男気溢れる私のとなりに近寄る女性が！！　来たー、学生さんが手を握ってくれる！　「夏目さん、手を握っていてあげるわね」

　ん？　手を握ってくれたのは師長さんだったのです。

　しかしです。これが、非常に安心できたのです。痛いんですよ。処置はとにかく痛かったのですが、気持ち的には、何か温かいものに包まれているような、安心感があったのです。

第9章　ドレーン抜去

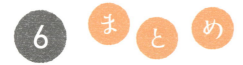
6 まとめ

　入れたものは、いつか抜かなければなりません。抜いてしまったら、後悔しても、再挿入はほとんどの場合困難です。抜くときには、「本当に抜いて大丈夫？」って誰もが少しは思いながら抜いているのです。

　抜去の基準はいろいろとあります。しかし、それがすべてではありません。なんだかんだいって、多くの外科医が昔味わった痛い思い出に基づく、「自分なりの基準」を持っているものです。

　エビデンスもクリニカルパスももちろん大事です。でも、こういう人間くさいコダワリが私は好きです。

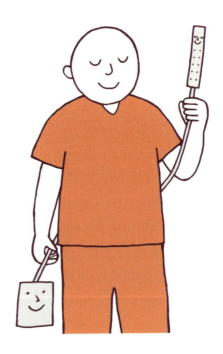

第10章

各論
消化管吻合部のドレーン

　消化器外科手術の代表選手は何でしょう？　胃切除でしょうか。それとも直腸前方切除？　やはりこの二つの手術は、一般消化器外科手術のなかでもとくに多い術式です。本章では、これら消化管吻合を伴う術式におけるドレーンの役割、異常、管理などについて説明します。とりあえず、ここまであんまりチャント読んでない人も、ここだけ読めば明日から「ドレーン博士」になれるかも。

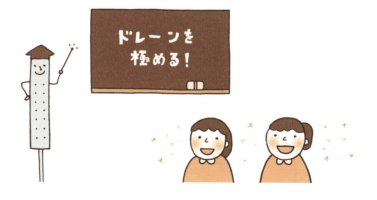

胃切除術

　「胃切除術」には、教科書的には幽門側切除・全摘・噴門側切除・部分切除……とありますが、圧倒的に幽門側切除が多く、胃切除といえば幽門側切除を指すことが一般的です。正式には「幽門側胃切除術」です。略して「イセツ」と呼びます。英語ではdistal gastrectomy（遠位胃切除術）です。そこで、業界人は「distal（ディスタール）」と呼びます。これはちょっとカッコイイですね。

　基本的には、胃の口側（噴門側）を残して、肛門側（幽門側）を切除する術式です。

　再建は、残った噴門側の胃を十二指腸あるいは空腸と吻合するのですが、その方法は三種類あります。もちろん知っていますよね？　アレアレ？　万一知らなければ、今覚えましょう。**ビルロートⅠ法再建、ビルロートⅡ法再建、ルーワイ再建**──の三種類です。ドレーンは、この三種類の再建方法により多少異なります。

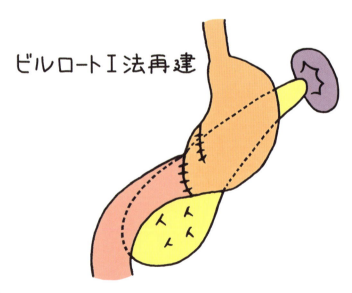

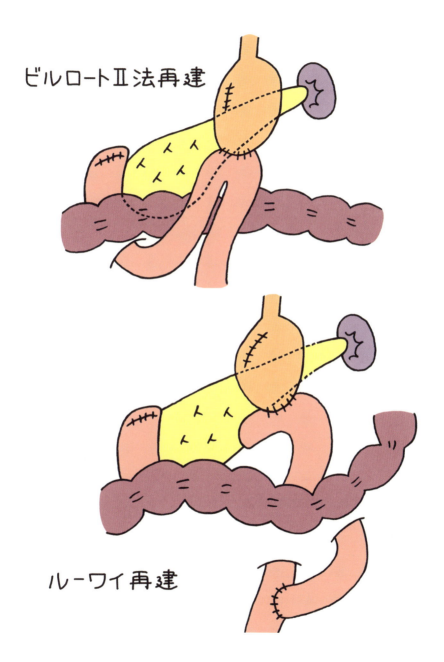

第10章 消化管吻合部のドレーン

Billroth Ⅰ法再建のドレーン

ビルロートⅠ法は、残胃を十二指腸と直接吻合する方法です。

腹腔鏡胃切除術の術中映像より

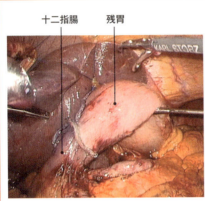

残胃と十二指腸が端端で吻合されている。

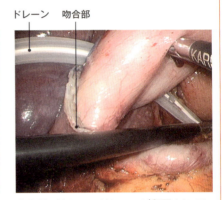

吻合部に接して、ドレーンが留置されている。

ドレーンは通常、吻合部に留置されます。この再建時のドレーンの役割は二つあります。

縫合不全のドレナージ

一つは**残胃十二指腸吻合部の縫合不全に対するドレナージ**です。ドレーンから十二指腸液（通常は胆汁を含む黄土色をしています）や、食物残渣（仮に食事開始されていれば）が排出されれば、その疑いは濃厚となります。ほとんどがいわゆるマイナーリークですので、絶食にしてドレーン管理をしっかり行なえば、保存的に治ります。ドレーン交換時に、瘻孔造影検査をすると残胃あるいは十二指腸が造影されることで、診断は確定します。

膵液漏のドレナージ

　もう一つは、**膵液漏に対するドレナージ**です。じつは、胃切除、とくに胃癌手術では、膵液漏がしばしば発生します。

　胃の手術なのに膵液が漏れるのはなぜでしょう。胃癌手術では、癌が転移しやすいリンパ節を切除（郭清と呼びます）するのですが、膵臓周囲のリンパ節がこの範囲に含まれるのです。

　膵液漏になると、ドレーンからテカリのある赤い排液があります。われわれ業界人は、「赤ワイン色」と呼んでいます。出血の赤とは異なる**やや暗みがかった赤**です。見た目だけで、膵液漏とは自信が持てませんよね。その際には、ドレーンからの排液を採取して、生化学検査に提出します。アミラーゼ濃度が高値であれば、膵液漏が確定します。

　先ほども説明したとおり、胃癌手術における膵液漏は決して珍しい合併症ではありません。むしろ、癌を治すためにしっかりとしたリンパ節郭清を行なった結果であることも多いのでしかたない一面もあります。

　治療は、やはり適切なドレナージ、これに尽きます。漏れ出てくる膵液をドレーンが適切に拾って、腹腔外に排出してくれていれば、時間経過とともに膵液漏は確実に治癒します。しかし、ドレナージがしっかり効いていないときには、高熱や腹痛の原因となるばかりでなく、吻合部にまで炎症を及ぼし、二次的な縫合不全の原因となることさえあるのです。

Billroth II法再建・Roux-en-Y再建のドレーン

　ビルロートⅠ法再建が、残胃と十二指腸を直接吻合する再建方法であったのに対し、ビルロートⅡ法再建とルーワイ再建は、残胃と空腸を吻合します。ビルロートⅡ法とルーワイ再建の違いはp.117のイラストで理解してください。ルーワイのほうがビルロートⅡ法よりも、最近はよく行なわれていると思います。

縫合不全対策のドレーンは入れないことが多い

　両再建方法ともに胃空腸吻合部がありますが、これはほとんど縫合不全が発生しません。ビルロートⅠ法では残胃と十二指腸を吻合するのに多少なりと吻合部に緊張が生じることが縫合不全の原因となりがちですが、胃空腸吻合ではそのような緊張がほとんどありません。ですから、この吻合はめったに漏れないのです。したがって、このような再建の際に胃空腸吻合部にはドレーンを入れないことのほうが多いと思います。

膵液漏のドレナージ

　むしろ心配なのは、ビルロートⅠ法と同様、膵液漏でしょう。

　膵液漏のドレナージが不良となると、十二指腸断端に炎症が及び、同部位からの縫合不全の原因となることもあります。十二指腸断端からの縫合不全は、胆汁のみでなく膵液も大量に腹腔内に漏れ出す重篤な合併症で、命にかかわるものです。怖いですね。

　そこで、ビルロートⅡ法やルーワイ再建のときには、十二指腸断端と膵臓周囲が同時にドレナージできるように、**肝下面**にドレーンが留置されることが多いのです。

直腸前方切除術

　おもに、直腸癌が適応になる術式です。直腸を切除した後、S状結腸と下部直腸を吻合するのですが、吻合する位置によって術式名が変わります。

　肛門に近い位置で吻合するものを直腸低位前方切除 (low anterior resection：ローアンテ)、比較的口側で吻合するものを直腸高位前方切除 (high anterior resection：ハイアンテ) と分類しています。

腹腔鏡直腸切除術の術中映像より

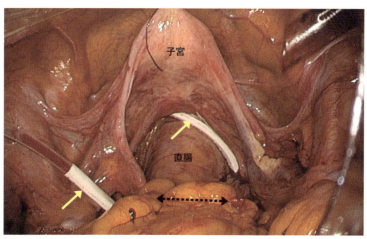

脂肪で隠れているが、点線矢印部に吻合部がある。吻合部の背側にドレーン（黄矢印）が留置されている。

直腸前方切除術のドレーン

　胃切除のドレーンと大きく異なる点は、当然ですが、膵液漏がないことです。したがって、ドレーンから変な液体が出てきたら、基本的には**縫合不全の可能性が高い**と考えるべきです（もちろん感染により膿が排出されることもありますが）。

　もう一つ、直腸切除のドレーンにおいて重要な点は、**「う●ち」の破壊力の強さ**です。もし、「汚いもの選手権」が存在するなら、う●ちは間違いなく、世界最強王者です。直腸手術の怖いところは、いったん縫合不全が発生すれば、この最強王者がおなかの中に漏れ出てしまうことにあります。う●ちの中には、大量のばい菌（医学的には細菌といいます）が含まれており、これがたとえ少量でも腹腔内に漏れると、大変なことになります。

　胃癌手術をはじめとする上部消化管手術では、縫合不全で再手術となることはめったにありませんが、直腸手術では、**縫合不全が発生した段階で、つねに再手術を念頭に置いて治療しなければなりません**。少しでもドレナージが悪くなれば、細菌性腹膜炎から一気に敗血症、多臓器不全へと進行するからです。

直腸縫合不全の管理

　患者さん管理のポイントは、ズバリ**熱型**です。直腸縫合不全の場合、先ほども述べたとおり、容易に細菌性腹膜炎に発展します。ですから、ドレナージ不良があれば、必ず高い熱が出ます。直腸縫合不全の管理中に、高熱を認めたら、必ずCT検査を行なう必要があります。ドレナージが効いていないスペースが存在するかどうかを診断する必要があるのです。

直腸縫合不全の治療

縫合不全の治療はドレナージでしたね、でも……

　ご存じかもしれませんが、う●ちは、ドロドロあるいはネバネバしています。よって、ドレーンが適切に挿入されていても、ルート内で詰まってしまうこともしばしばあります。胃液や膵液などと異なり、容易にドレナージ不良になりやすいのです。

　では、高熱をきっかけにドレナージ不良を疑った場合、どのように治療するのでしょう。

　まずは、**腸管安静を保つ**目的で絶食です。

　さらに、保存的治療で粘るのであれば、ドレナージ不良のスペースに追加のドレーンを挿入したり、**ドレナージ効率の改善**を期待して既存のドレーンを交換したりします。

　しかし、先ほども述べたとおり、う●ちの破壊力は侮れません。あまり保存的治療にこだわって、失敗すると命にかかわる事態にもなりかねません。「これは難しいな」と外科医が判断すれば、**再手術**となることが多いでしょう。

再手術の目的

　再手術の目的は、**人工肛門造設とドレナージ**になります。

　何となく、もう一回お腹を開けるのであれば、縫合不全を起こした腸をもう一回縫いなおせないものか？　と考えがちですが、1章⑦でも説明したように、通常そのようなことは行ないません。

　縫合不全を起こした腸管の周囲は、強い炎症で、組織が極端に脆弱となっています。初回手術の時に、はるかに良い条件で手術したにもかかわらず縫合不全をきたしてしまった患者さんに対して、そのような悪条件で同じこと（腸を縫いなおすこと）をしても、失敗することは間違いないのです。

大事なことは、縫合不全による腹膜炎をコントロールして、患者さんを生命の危機から救うことにあります。したがって、まずは縫合不全部に**流入してくる便の量を減らす**ために、口側の腸（横行結腸など）に人工肛門を作ります。それでも、多少の便は流れてきますので、それらを**確実に体外に排出できるように**しっかりとドレーンを挿入しなおすのです。後は、腹腔内に漏れてしまった汚染物を十分に洗浄してきれいにすることで手術は終了します。

　このような再手術をタイミング良く行なうことができれば、熱は下がり患者さんは命が助かり、元気になります。

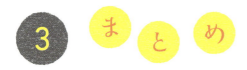

　胃癌手術や膵頭十二指腸切除などでは、ドレーン排液が汚れたり、ドレナージ不良を認めた場合、「ドレーン交換しなきゃ」とか「新しいドレーン挿入が必要かも」といった流れが多いです。しかし、直腸手術で、縫合不全が発覚したとき、とくにドレナージがいまひとつのときには、「再手術が必要では？」と思ってドキドキしながらドレーン管理を行なう必要があるのです。

第11章

各論
膵液漏の恐怖

　消化器外科手術において、おなかの中に漏れては困る液体はいくつかあります。血液、便汁、腸液、胆汁などなど。
　ですが、とくに不気味で物騒なのは膵液でしょう。なぜなら、膵液は強力な消化酵素であり、タンパク質や脂肪などを消化する能力があるからです。これはそもそも、食べたものを効率良く消化するために膵液に備えられた大事な役割なのですが、膵液がいったんおなかの中に漏れ出すと、周囲の臓器を溶かすのです。たとえば、消化管の吻合部を溶かすと膵液漏のせいで縫合不全となります。もっと恐ろしいのは、リンパ節郭清をはじめとする手術操作で剥き出しになった太い血管の外膜が膵液により溶かされてしまい、破裂するように出血することもあるのです。
　そうなんです。膵液漏はそれ単独でも十分問題なのですが、二次被害が生命にかかわる重大なものとなることが多いので、不気味で物騒なのです。

1 膵液漏の診断

見た目

そもそも、**膵液は無色透明**な液体です。ですから、純粋な膵液がドレーンから漏れ出てきても気づかないこともありえます。しかし実際は、純粋な膵液が出てくることは、むしろ少ないのです。それではドレーンから排出された液体を観察して、どのような性状であれば膵液漏を疑うのでしょうか。じつは、術後何日経過しているかによって異なるのです。

術後早期の膵液漏

まず、術後早期の膵液漏は、よく「赤ワイン色」と例えられます。見たことがない人が、いきなりこのように例えられてもイメージしづらいかもしれませんね。

「赤」ですが、鮮血の赤さではありません。やや黒っぽいですが、いわゆる「黒」でもありません。「褐色」と称されることもありますが、夏場のグラビアに出てくる「褐色のお姉さん」の褐色とは大きく異なります。**「赤」「黒」「褐色」が微妙に混じり、これにテカリを加えたような色**になります。

よくわからないですよね。自分でも書いていてわかりづらいなーと思いますので、代表的な排液性状の写真を載せておきます。

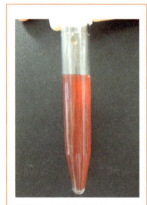

術後早期膵液漏の代表的な排液

膵腸吻合部縫合不全。術後早期の赤ワイン色。

さて、なぜこのような色・性状になるのでしょう。じつはよくわかっていません。わかってはいませんが、「きっとこうだろう」と思うことを書きます。

腹腔内に漏れ出した膵液は、周囲の小血管や脂肪、結合織を溶かします。赤っぽいのはおそらく小血管からの出血、他に混じる色やテカリはタンパク質や脂肪が溶解した色なのでしょう。

いずれにせよ、百聞は一見に如かず。何回か見れば絶対に忘れない特徴的な色ですので、（あんまり見ないに越したことはないですが）覚えてしまいましょう。

術後早期を過ぎてからの膵液漏

さて、そんな膵液漏ですが、時間経過とともに性状が変化してきます。徐々に管の中にはカスが混じってきて、白っぽくなります。さらに、時間が経過すると感染を併発して「膿」になります。

術後早期を過ぎた膵液漏の排液

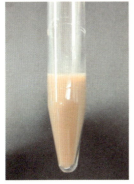

膵腸吻合部縫合不全。感染して膿になった。

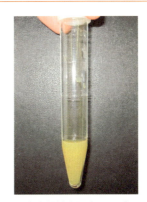

膵腸吻合部縫合不全。メジャーリークとなり、腸液混じり。

アミラーゼの量

膵液漏の定義

　このように、膵液漏は「見た目」だけでも十分診断できるのですが、見た目だけでは満足できない医師たちは基準を作りたがるものです。

　ほら、だって、医者は自分が手術した患者さんが膵液漏になったとはあまり思いたくないじゃないですか。それに、自分にとっても甘いタイプの医師もいれば、自分にとっても厳しいストイックな医師もいます。同じドレーン排液を観察しても、ある医師は「あちゃー、膵液漏になってしまった！」と思うかもしれないし、別の医師は「いやいや、これくらいじゃあ膵液漏とは言わないね！」と言うかもしれません。

　つまり、**診る医師により基準が異なるようでは、フェアーじゃあないね**、ということです。

　そこで、膵臓外科の業界（マニアックですねー）では、ドレーンからの排液のアミラーゼ値を測定することで膵液漏か膵液漏ではないかを判断する基準としています。具体的には、**ドレーン排液中のアミラーゼ濃度が術後3日目以降において、血中アミラーゼ値の施設基準値**（うちの病院では125IU/Lですが、皆さんの施設ではいくつですか？）**の3倍以上**、つまりうちの病院では375IU/L以上であれば膵液漏と診断するのです。

実際のアミラーゼ量

　では、ドレーン排液のアミラーゼ濃度は実際どれくらい高い値が出るのでしょう？　じつは、派手な膵液漏では、とんでもない高値を叩き出すことも珍しくありません。それこそ5万とか10万とか。逆に500とか800なんていう値は、定義上は膵液漏ですが、たいした膵液漏ではありません。

　ただし、このドレーンアミラーゼ値の**解釈には注意が必要**です。アミラーゼ濃度が低ければ、「膵液漏じゃあないね」とドレーンを抜くことになるの

ですが、たとえば、**ドレーン排液の量がとても多いときには要注意**です。なぜなら、排液の量が多いということは、実際には漏れているかもしれない膵液の濃度が腹水やリンパ液などによって薄められて値としては低値を記録しているにすぎない可能性もあるからです。

何を信用するか

じゃあ、結局何を信用すればいいのでしょう？　答えは簡単です。やはり「**見た目**」と「**量**」です。

ドレーン排液のアミラーゼ濃度がたとえ低値であっても、妙なテカリや濁り、カス混じりなどの所見があれば、膵液漏の可能性はあります。安易にドレーンを抜かないほうが無難です。

また、量が妙に多いときにも、膵液漏が値のうえではマスクされている可能性を考慮することが重要です。

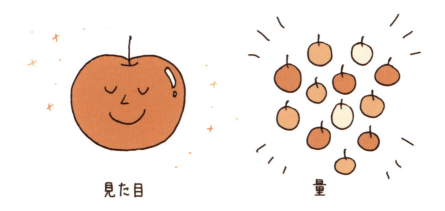

見た目　　　　量

膵液漏のドレーン管理

　さて、それでは実際膵液漏と診断した、あるいは膵液漏かもしれないと考えた患者さんのドレーン管理はどのようにするのでしょう？
　じつは、特別なことはありません。他のドレーン管理と基本は同じです。ただし、膵液漏の特性・特徴をしっかりと把握しておく必要があります。

固定

　まず、ドレーンの固定ですが、通常のテープ固定と同じでOKです。膵液漏のドレーンは万が一にも事故抜去してしまうと痛恨すぎるので、2箇所くらいで固定しておけば万全でしょう。

周囲皮膚

　ドレーンの刺入部周囲皮膚はよく観察しましょう。膵液は脇漏れすると、皮膚を荒らします。皮膚の発赤やブツブツを発見したら、脇漏れしている可能性を考慮し、皮膚保護材を使用しましょう。

ドレナージ

　排液は基本的に粘稠度が高く、ドレーンが詰まりやすいことに留意が必要です。排液が少ないことに気づいた場合や、チューブ内で排液の進行がストップしているときには、安易に「あら、出なくなってきたから治ったのね、よかったわ」とは思わず、「詰まったに違いない」と考えるクセをつけましょう。チューブを指でしごくか、鉗子を用いてミルキングを行なってみましょう。

ドレーン以外の症状

患者さんの症状で注意すべきは、何よりも**熱**です。

膵液漏は、たとえドレーンが適切な位置に留置されていても、ちょっとしたことでドレナージが悪くなることがあります。先ほど説明したとおり、ドレーンも閉塞しやすいので、ドレナージ不良にはとくに注意が必要です。**発熱を認めたときには、まずこのドレナージ不良を疑ってください。**ここ数日と比較してドレーン排液の性状や量に変化がないか？　ドレーン刺入部からの脇漏れはないか？　などを併せて考えることも大事ですね。

発熱を認めたとき、ドレナージ不良であるかそうでないかを診断するのに最も有用な検査は、**CT**や**超音波検査**です。これらの検査で、おなかの中にドレナージされていない液体貯留があれば、ドレナージ不良の診断となります。瘻孔造影検査を行ない、現在留置されているドレーンを新しいものに交換するか、新たなドレーンを留置するかで、速やかにドレナージ不良状態を改善する必要があります。

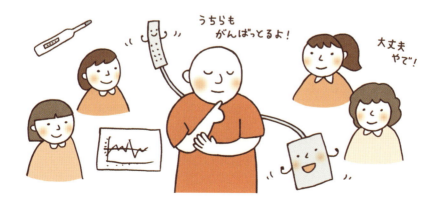

第11章　膵液漏の恐怖

3 出血の恐怖

　最大のピンチに対して、心の準備をしておく必要があります。ずばり、**出血**です。

溶けちゃうのは血管が丸裸だから

　おなかの中に漏れ出た膵液は血管を溶かします。「血管？　本当に血管が溶けちゃうの？」と思うかもしれません。そう、じつは普通の血管は溶けません。

　癌に対する多くの手術では、**リンパ節郭清**という工程が行なわれています。リンパ節郭清と言われてもピンとこないかもしれません。じつは私も学生のころは何を言っているのかよくわからなかったから。

リンパ節郭清とは

　話はそれますが、胃にしろ大腸にしろ、膵臓にしろそれぞれの臓器の周囲にはたくさんのリンパ節が存在します。このリンパ節は体を守る防御の拠点となっています。たとえば胃癌が発生したとき、癌細胞はリンパの流れに乗って全身に転移しようとするのですが、それをこのリンパ節が食い止めていると考えてください。

　したがって、癌の手術では胃だけを切除するのではなく、**もうすでに癌に侵されているかもしれないリンパ節**も一緒に切除する必要があるのです。この手技を「リンパ節郭清」と呼びます。そして、リンパ節は、大きな血管の周囲に存在するので、このリンパ節郭清という手技は、大きな血管だけを残して、その血管の周りに存在するよぶんな脂（この中にリンパ節が含まれている）を根こそぎ切除するのです。

丸裸の血管に降り注ぐ膵液

　つまり、リンパ節郭清を行なうと、**大きな血管が丸裸**にされてしまうのです。血管の立場からみると、手術する前までは自分の周りを守ってくれていたたくさんの組織が「郭清」の名のもとにすべて切除されてしまうのですから、心細いことこのうえないですね。

　そして、このように丸裸にされてしまった血管に膵液が容赦なく降り注ぐとどうなるか？　強力な消化酵素である膵液は血管を徐々に溶かします。いきなり血管が溶けて大出血することはまれで、通常は、溶けた一部の血管壁がまるで**正月の焼餅のようにプクーッと膨らみ**動脈瘤を形成します。この動脈瘤がある日突然破裂するのです。

膵液漏による仮性動脈瘤

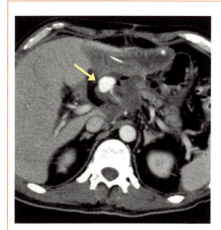

腹部CTで動脈瘤（矢印）を認める。

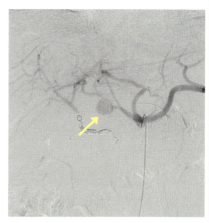

同一症例の血管造影所見。矢印部に動脈瘤を認める。

大量出血に遭遇したら

　まあ、理屈はともかく、悲劇は突然やってきます。相手はこちらの都合や時間は選びません。夜中突然かもしれませんし、誰もいない休日かもしれません。とにかく、ドレーンから大量の出血が発生します。

　このような場面に遭遇したらどうしましょう？　まず、落ち着いてください。あなたが第一発見者である場合、その場を離れてはいけません。PHSを使用するなり、大きな声を出すなりして、**人手を集めましょう**。この場面において外科医は必須アイテムです。必ず呼びましょう。

　患者さんの意識、血圧、腹部膨満やドレーン刺入部からの血液脇漏れの有無などを冷静に診察し、ドレーンからの出血量を測定しましょう。

　止血は医師の仕事です。具体的には、腹部造影CT検査を行ない、出血している部位を同定します。その後速やかに血管造影検査を行ない、CT検査で同定された出血源の血管をコイルなどで塞栓し止血します。

　近年、これらの処置・治療は目覚ましく進歩しており、膵液漏からの出血もしっかり止血できることがほとんどで、救命率も高くなっています。

　救命率が高まっているとはいえ、救命できるかどうかは、**出血をいかに早く発見するか**、この一点にかかっています。

　膵液漏でドレーン管理されている患者さんは、ほとんどの場合、**出血する直前までふつうに元気で落ち着いています**。ともすれば、「あの患者さんは安定しているから大丈夫」と考えられがちですが、このような重大な合併症を起こすことがあることを決して忘れてはいけません。

膵液漏を発生する可能性がある術式

　ここまで読んでいただければ、膵液漏が厄介で不気味な合併症であることをご理解いただけると思います。いつ熱が出るかわからない、いつ出血するかもわからない。最低ですね。

　それでは、このように厄介者の膵液漏はどのような手術術式で発生するのでしょう？

　膵頭十二指腸切除や膵体尾部切除などの、**膵臓を切る手術**で発生するのは誰でもわかりますね。

　残念ながらしかし、これら以外の手術でも膵液漏は発生します。代表的な術式は**胃癌手術**（幽門側胃切除術や胃全摘術）です。これらの手術では、リンパ節郭清において膵臓周囲の大血管（右胃大網動脈、総肝動脈や脾動脈など）を「丸裸」にする必要があり、この操作において膵臓に傷がつきやすいのです。とくに進行癌の手術では、このリンパ節郭清をよりシビアに施行することが多く、膵液漏を発生することも多くなります。

　意外なところでは、横行結腸（とくに左側）の手術において、膵尾部を損傷することがあり、膵液漏の原因となることもあります。

5 まとめ
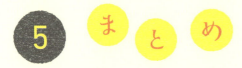

　自分が膵臓外科医であるからこのように思うだけかもしれませんが、膵液漏の管理は他の消化器外科手術合併症の管理と比較して不気味で厄介です。出血という大惨事の恐怖に怯える毎日です。小難しいことも含めてたくさん説明しましたが、基本はつねに同じです。綿密なドレーン管理と患者さんの診察に尽きます。ドレーン排液の性状（見た目）と量、患者さんに発熱がないかをしっかり把握することが重要なのだと思います。

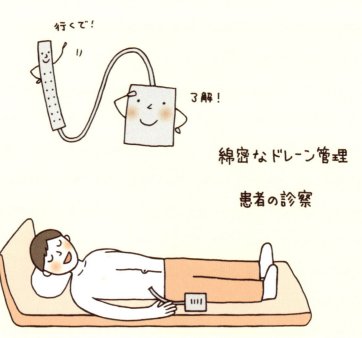

第12章

各論
膵頭十二指腸切除の
ドレーン管理

　膵頭十二指腸切除は英語でpancreaticoduodenectomyといいます。pancreatico（膵臓）とduodenectomy（十二指腸切除）をくっつけた言葉です。略してPDです。消化器外科手術のなかでは複雑で比較的難易度が高い手術に位置づけられています。もちろん手術そのものも難しいのですが、より良い術後成績のためには緻密な術後管理（ドレーン管理）が必要です。この章では、PDのドレーン管理についてしっかり理解していただくために、手術適応、術式、再建の概略と、よく発生する合併症を説明します。

PDが適応となる疾患

「膵頭十二指腸切除」という呼び名にはやや不十分な点があります。この手術で切除されるのは、膵頭部と十二指腸だけではないからです。胆管と胆嚢も切除されます。不公平ですよね。本当なら、「膵頭胆管胆嚢十二指腸切除術」と呼ぶべきかもしれません。この名称は、残念ながら格好良くないので、みんな膵頭十二指腸切除でよしとしているのです。

というわけで、PDで切除される臓器(膵頭部、十二指腸、胆管、胆嚢)に発生する病気が手術の適応となる疾患です。代表的なものでは、膵臓癌、胆管癌、十二指腸乳頭部癌などです。

術式、再建、ドレーン

Child変法

他の消化器外科手術と同様に、PDは「切除」と「再建」で構成されます。とくに、術後管理・ドレーン管理で重要な知識は**「再建」**に集中しています。「再建」にはいくつかのバリエーションがあり、それぞれ一長一短です。ここでは、私が勤める施設も含めて多くの施設で行なわれている再建術式＝**Child変法**(「チャイルドへんぽう」と読む)について説明しましょう。説明しますと言ったものの、実際言葉で説明すると長いしわかりづらいので、イラストを見てください。

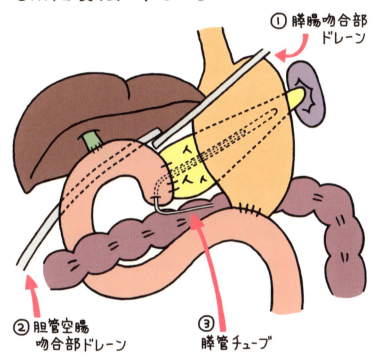

イラストをマジマジと眺めてみましょう。細かい点に触れだすとキリがないです。ポイントは、**「膵臓と腸が吻合されていること」**に尽きます。

ドレーン

　PD術後のドレーン留置部位・本数は施設によって異なります。代表的なものとして当院のドレナージをp.139に図示しました。

　いちばん危険な膵腸吻合部に1本(①)、胆管空腸吻合部の背側にも1本(②)挿入しています。膵腸吻合部の減圧、内径確保の目的で膵管チューブが挿入されており、これは吊り上げた小腸の断端から体外に連続しています(③)。

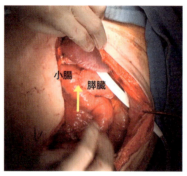

膵臓と小腸の吻合部（矢印）のそばに、ドレーンが挿入されている。

代表的な合併症

　もちろん、消化器外科手術ですから、創が膿むこともありますし、腸閉塞になることもあります。高齢者であれば肺炎になることもあります。胃の動きが悪く食事もなかなか摂取できない症例も多いです（胃内容排出遅延といいます）。

　もちろん、これらの合併症が大事でないわけではありませんが、これらにはドレーン管理があまり重要ではありません。次からは、PDの代表的な合併症のうちドレーン管理が問題となる**膵液漏**と**胆汁漏**について説明します。

代表的な合併症　その1　膵液漏

PDの膵液漏は他術式の膵液漏と違います！

　PD後、膵液はどこから漏れるのでしょうか？　簡単です。膵腸吻合部から漏れます。つまり、**PDにおける膵液漏は、膵腸吻合部の縫合不全**なのです。

　さて、この膵腸縫合不全＝膵液漏ですが、他の術式で発生する膵液漏とは少し意味合いが違います。PD以外の術式で膵液漏になることがある術式はどのようなものがあったか覚えていますか？　うっかり忘れてしまったかたは、11章「膵液漏を発生する可能性がある術式」を読みなおしてみてください。胃癌手術や膵体尾部切除が代表選手でしたね。

　これらの術式で膵液漏が発生してしまった場合、漏れる膵液は「混じりっけのない膵液」です。もちろん、これはこれで怖いのですが、**PDで漏れる膵液は「腸液の混じった膵液」**です。ここに大きな違いがあるのです。

　膵液は単独でも脂肪やタンパク質などを溶かす怖い消化液なのですが、そのうちの一部は腸液の中に含まれるエンテロキナーゼにより活性化します。つまりもともと膵液は単独でも「やばい奴」なのですが、**腸液と混じることにより「すごくやばい奴」に変身する**のです。その点では、同じ膵液漏でも「PDの膵液漏」と「PD以外の術式の膵液漏」では危険性が大きく異なるのです。こうして、腸液と混じることで危ない奴に変身した膵液は、腹腔内に漏れ出すと周囲の脂肪や結合織を溶かします。この過程で、小血管も溶解され、ドレーンの排液は特徴的な「赤ワイン色」になるのでしたね。

膵液漏の定義

　さて、以前にも記載しましたが、膵液漏には定義があります。これは、同

じ患者さんを楽観的な主治医が見れば「こんなの膵液漏じゃあないよ！」と言い、悲観的な先生は「膵液漏になっちゃったー！」となる矛盾を未然に防ごうとするものです。これにはドレーンの排液を生化学検査に提出する必要があります。この排液のアミラーゼ濃度が**施設基準値上限**（当院では125IU/L）**の3倍**（つまり当院であれば375IU/L）を超えた場合を膵液漏と定義しています。ただし、手術後何日目で測定するかで、当然差が発生します。そこで、**術後3日目以降にドレーン排液のアミラーゼ濃度が高値であるものを膵液漏と定義しましょう**という具合に決まっています。

　ただし、これはあくまでも定義です。決まりを作ると例外が発生するのは世の常ですよね。とくにわれわれの業界はむしろ例外のほうが多いことすらあります。11章でも言いましたが、解釈には注意が必要です。術後早期でドレーン排液がわりとサラサラとしているときであれば、ドレーンアミラーゼの値は比較的信用できます。しかし、数日経過し排液に感染が合併しドロドロになってしまうと、もはやドレーンアミラーゼの値は信用できなくなります（本当は高いはずなのに／本当は漏れているはずなのに、値は低いという事態が発生する）。逆にドレーンアミラーゼの値が800や900でも性状はきれいで、ドレーンを抜いても問題ないことも多々あります。

　くどいようですが、繰り返します。結局、しょせん定義は定義でしかないのです。**今目の前にいる患者さんの治療をどうするかという重大な問題は、決してこのドレーンアミラーゼの値だけで決めるべきではありません。**当然ですが、ドレーンの見た目（性状）と量、患者さんの全身状態、発熱や腹痛の有無などを総合的に観察して判断することが何よりも重要なのです。

膵液漏の重症度

　膵液漏にも「良い子」「悪い子」「普通の子」が存在します。かえってわかりづらいですね。膵液漏の程度によりグレードが決められているのです。誰

が決めたのかというと、外国の偉い先生が決めたのです。いつ？　2005年です。

膵液漏の重症度はグレードA、B、Cに分類されます。現場で患者さんを預かるわれわれ目線で説明すると、Aは、「ドレーンから膵液は漏れたけど、膿まずに治った」。Bは、「ドレーンは赤ワイン色になるだけではすまず、膿んでしまい、なかなか抜けなかった」。Cは、「ドレーンが膿んでなかなか抜けないだけでなく、大出血をした」となります。AとB/Cの境目は、ドレーンが術後21日目に抜くことができたかどうかで判定しています。

グレードAの膵液漏

いわゆる「良い子」です。術後早期にドレーンが怪しい色になったり、ドレーンアミラーゼの値は高くなったりするが、数日で治ってしまうような症例が該当します。基本的には膵液漏を合併しなかった患者さんと術後経過は大きく異ならないことになります（ドレーンを抜く時期が多少遅くなる程度）。ですから、**「臨床的にはあまり問題とならない膵液漏」**と言うこともできます。

グレードBの膵液漏

「普通の子」です。ドレーンは赤ワイン色からしだいに「カス混じりの濁り色」になり、感染して「膿」へと変化します。

さて、どうして膿むのでしょうか？　それは、この手術、**PDでは、膵臓以外にも小腸や胆管を扱っている**ことが原因です。手術中操作で胆管内の胆汁や腸管内の腸液が少なからず術野を汚染します。これら胆汁や腸管内には細菌が混入しており、これらが漏れ出た膵液に感染します。他には、膵臓と吻合してある腸管内の細菌が膵液と同時に漏れ出て、感染の原因となっている可能性も考えられます。

ひとたび感染してしまうと、残念ながらなかなか治りません。感染すると周囲の組織に炎症が及びます。すると、傷（この場合でいうと膵腸縫合部の

縫合不全)自体の自然治癒に著しく悪影響が及ぶのです。われわれの施設でも、このような感染を伴った膵液漏は、治るのにおよそ40日間かかっています。

グレードCの膵液漏

「悪い子」です。どちらかというと、悪いというより「最悪」です。ドレーンは、「赤ワイン」→「カス混じり」→「膿」→「真っ赤っ赤」となります。漏れ出た膵液、とくに腸液と混じり活性化されて元気にパワーアップしてしまった膵液が、手術操作で丸裸（キャー）にされた動脈壁を溶かし動脈瘤を形成し、これが破裂することで出血をきたすのでしたね。

膵液漏を重症化させないことはできるのか？

ここまで読まれた方は何を思いましたか？　私の気持ちを書きます。

世の中がいくら進歩してPDが安全な術式になってきたとはいっても、まだまだPDはPDです。危ない術式であることは間違いありません。であれば、多少入院期間が長くなることは、ある程度しかたがない。ただし、いつまでも熱が下がらなくて全身状態が悪くなるとか、出血して命にかかわるとかいう「最低」な事態だけは何とか避けたい。これが、私の偽らざる本心なのであります。

さて、選挙演説みたいになっちゃいましたが、**「膵液漏になるのはしかたない、でも重症化させたくない」**というワガママは実現可能なのでしょうか。私はかなりの部分で可能だと思っています。その方法は？　**ドレーンしかありません！**

たとえ、膵液が漏れてしまっても、ドレーンがしっかりと本来の役割を果たしてくれていれば、膿瘍を作って高熱を出したり、ましてや血管が溶けて出血することもなくなるはずです。そのためのドレーン管理の奥義を伝授します。

奥義1．適切な位置にドレーンを留置する

これは外科医にしかできないことです。もちろん、術後のレントゲン検査などで、ドレーンの位置がズレていないかはときどき確認するべきです。

奥義2．ドレナージ不良の早期発見

これがきわめて重要なポイントになります。ドレーン排液がきれいでも、量が少なくても、発熱や腹痛の症状があったら必ずドレナージ不良を疑う必要があります。ときには、熱も腹痛もなく、血液検査結果だけが不良（白血球高値など）のこともあります。

ドレナージ不良を診断するには、CT検査が最適です。これにより、ドレーンの位置も確認できますし、ドレーンの効いていない位置に膿瘍が発生していないかも確認することができます。

また、ドレーンが膿などのドロドロ排液で閉塞しがちなときは、積極的にミルキングを行ない、ドレナージ不良とならないようにすることも大事です。

奥義3．怪しそうなドレーンを無責任に抜かない

これについては賛否両論かもしれません。ドレーンを長期間留置することで本来は膵液漏でなかった症例が、ドレーンからの逆行性感染により膵液漏へと発展するケースがあると主張する医師もおられます。確かにそうかもしれません。しかしそれでも、膵液漏がせっかくドレナージできているにもかかわらずそのドレーンを抜いてしまうことのほうが、はるかに罪は重いと思います。（いずれにせよ、看護師さんが一人で判断することはないのですが。）

膵管チューブについて

さて、ここで**膵管チューブ**について説明します。膵管チューブとは、膵臓断端と小腸を吻合した際に、その吻合部の内腔を通すように挿入されている

チューブのことです。言葉で説明するとわかりづらいので、p.139のイラストや、下の術中写真を見て理解しましょう。

膵腸吻合部吻合中の術中写真

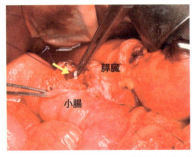

吻合部内腔に膵管チューブ（黄矢印）が確認できる。

膵腸吻合終了段階の術中写真

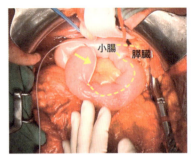

膵管チューブ（黄矢印）は、点線のように小腸内腔を経て膵管内に挿入されている。

　このチューブの挿入の目的は、二つあります。一つは、吻合部にかかる膵液の**圧力を減らすこと（減圧）**で、**縫合不全を防ごう**という目的。もう一つは、膵管はとても細いので、**吻合部が狭くならないように**ステントとして挿入しておこうという目的です。

　きっと忘れてしまったと思いますが、5章「ドレーンを分類してみよう」で、膵管チューブのように「吻合部の中を通り、吻合部の減圧とステント目的」で挿入されているドレーンのことを「内ドレーン」と分類しました。内ドレーンは吻合部の中を通って留置されているので、排液が消化液（この場合であれば膵液）であっても問題ないのでしたね。

　さて、膵管チューブは、日本全国どこの施設でも挿入されているわけではありません。大きく分けて、①チューブは入れない ②チューブは入れるが、膵液は体外にドレナージしない（ロストステントといいます）③チューブは

挿入し、膵液は体外にドレナージする —— の三とおりの方法があります。勉強する側としては、統一してほしいですね。しかし、それぞれを採用している外科医にはそれぞれの信念や思い込みがあるのです。

ご自分の施設がどの方法を採用しているか、確認してみてください。もし、①や②であれば、術後管理で看護師さんが膵管チューブを触る必要はありません。しかし、③であった場合には通常の膵腸吻合部周囲に留置されたドレーン以外に「膵管チューブ」が存在することになります。この場合の注意点を次で説明します。

膵管チューブ管理のポイント

まず、**膵管チューブはたいへん細い**です。これは、膵管の径そのものがそもそもかなり小さいからなのです。具体的には細いもので1〜2mmということも珍しくありません。したがって、その膵管に挿入されている膵管チューブもたいへん細く、私たちが通常よく用いているものが5Fr（約1.7mm）です。

膵管チューブは、管が細い影響で**ネジレやすい**という欠点があります。管の細い部分がネジレると、容易にドレナージ不良に陥ります。膵管チューブはネジレないように、皮膚に複数箇所で固定するなどの工夫が必要です。

膵液は、通常、透明でサラサラしています。のどが渇いたときに「水あげる」って言われて膵液を渡されても、疑わないほど「透明」です（そんな奴はいませんが）。

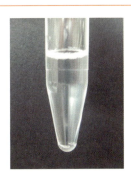

膵管チューブ内の膵液。
透明でサラッとしている。

こんなにサラサラですから、膵管チューブはめったには閉塞しません。ただし、ときどきチューブ内腔にタンパク栓のようなものが詰まることがあります。

　このようなときに、チューブを生理食塩水で洗浄することはあまりお勧めできません。なぜなら、チューブ内の不純物を吻合部内に押し込む可能性があるからです。下手をすると膵臓に負担をかけて膵炎になるかもしれません。

　私は、チューブの閉塞を疑ったときには、小さい注射器で軽く吸引してみます。多くの場合、これで閉塞の原因となっていたドロッとした不純物が吸引されて、再び膵液が流出しはじめます。どうしても、開通しない場合には、ごくごく少量（1〜2mL程度）でそっと洗浄するべきでしょう。

　いずれにせよ、これらは医師の仕事です。看護師さんは、膵管チューブの排液量が少ないなと感じたら、まずネジレの有無を確認しましょう。もしネジレがないのに排液が少ないようであれば、医師に相談すればよいと思います。

　それまで透明で水みたいだった膵管チューブの排液が、黄色っぽく変色することがあります。これは、時間経過とともに膵管チューブの先端が膵臓から抜けてきて、**チューブの側孔が腸の中にある**状態を意味します。基本的にはしかたないことなので、慌てることはありません。医師に報告すると、たいていレントゲン像を撮影すると思います。これにより、チューブの先端がまだ膵臓の中に存在するかどうか、言い換えれば、まだ膵管チューブがその役割を果たしているかどうかを判断することができます。

代表的な合併症　その2　胆汁漏

めったにない胆汁漏

　胆汁漏と膵液漏 —— 何となく似た印象がありますが、その重症度は大きく異なります。

　PDにおける胆汁漏は、胆管空腸吻合部の縫合不全から発生します。じつは、膵腸吻合部の縫合不全（＝膵液漏）と比較して、圧倒的にその発生率は低いのです。つまり、**めったには漏れません**。

　したがって、万一漏れた際の主治医（執刀医）のショックは計り知れません。多くの場合、冷静を装っています。しかし、内心は大きく傷ついています。患者さんの看護も大事ですが、ぜひ、心に傷を負った外科医にも優しくしてあげてください。

　言ってはならない言葉：「どうして（どこから）胆汁が漏れるのですか？」「初めて見ました」「やっちゃいましたね（こんなこと言う奴いない？）」など。

胆汁漏との遭遇

　さて、めったに発生はしませんが万一発生してしまったら、大事になる前に対応しなければなりません。ここでもやはり重要なのは、ドレーン管理です。

胆汁漏のパターン

　術後早期であれば**胆管空腸吻合部に挿入したドレーンから胆汁が流出**してきます。これは誰が見てもわかる胆汁漏ですね。

　他のパターンもあります。

　めったに縫合不全を起こさないので、胆管空腸吻合部のドレーンは術後早

期 (3～4日目) に抜いてしまいます。ごくまれですが、**ドレーンを抜いた後に**胆汁漏となることもあります。この場合、熱が出ます。体内に漏れた胆汁が炎症を起こすからですね。熱の原因を探ろうとしてCT検査を行ない、膿瘍を穿刺ドレナージしたら、胆汁が流出するというパターンです。

胆汁漏の治療

いずれにせよ、膵液漏と同じで、漏れた胆汁をしっかりと体外にドレナージすることが最も重要な治療方法であり、これが確実にできていれば自然と治ります。

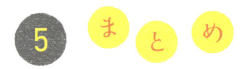

5 まとめ

PDのドレーン管理を説明しました。この術式は、ついこの間までは術後に亡くなる患者さんがいても不思議ではない危険なものでしたが、近年の手術技術の進歩に伴い死亡率は大きく低下しました。手術の安全性に大きく影響したのは、手術技術の進歩だけではありません。術後管理、とくにドレーン管理の技術が進歩したこともたいへん重要な要素だと思います。いろいろと複雑でややこしいですが、「習うより慣れろ」です。がんばってください。

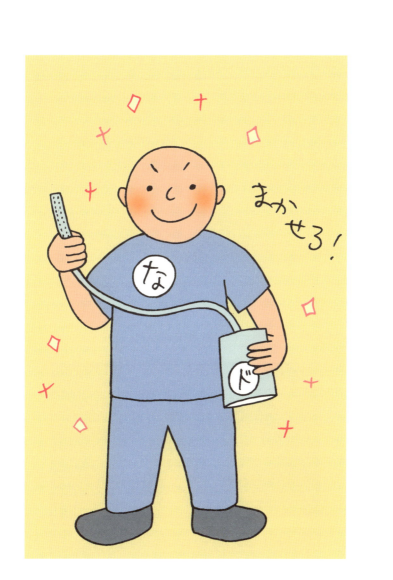

第13章

各論
肝切除のドレーン管理

肝切除手術でのドレーン留置

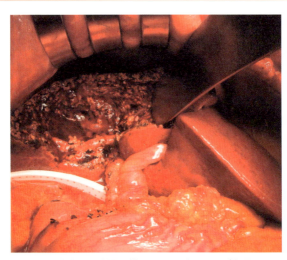

肝離断面からの出血や胆汁漏を拾うようにドレーンが留置されている。

さまざまな種類の肝切除

　肝切除と聞くと、きっと「大変な手術」と想像するでしょう。確かに、間違ってはいません。でも「大変さ」にはかなりの大小があります。

　じつは、肝切除と一言でいってもさまざまな術式が含まれているのです。ざっと思いつくだけでも右葉切除、左葉切除、前区域切除、後区域切除、部分切除 etc……。

　さらに、部分切除にも、本当に小範囲の肝臓を切除するものから、区域切除にも負けず劣らず広範囲の肝臓を切除するものまで。とにかく雑多かつ多様です。

　じつは、もっとあります。飽きちゃったら、読み飛ばしてもOKですよ。胆管を切る肝切除（胆道再建あり）と、胆管を切らない肝切除（胆道再建なし）の二種類があります。前者は、肝門部胆管癌など胆管の病気、後者は肝臓に発生した病気（肝細胞癌や転移性肝癌など）を切除するための術式です。手術の難易度と患者さんの大変さ（いわゆる侵襲というやつ）は必ずしも一致しませんが、一般的にいえば胆道再建ありの肝切除のほうが、胆道再建なしの肝切除よりも難しく、術後の患者さんも大変です。

　さて、とにかく、肝切除にはいっぱいのパターンがあることは理解してもらえたでしょうか。げんなりしますね。しかーし！　ドレーン管理に関する基本はきわめて単純です。難しいことは考えず、気楽にいきましょうよ。

1 出血か胆汁

　肝切除の術後ドレーンで、出て来て困る液体は**血**か**胆汁**です。もちろん胆道再建のある肝切除では消化液（腸液）が流出することもありますが、まれです。

　胆汁については、12章でも書きましたし、他の消化液が漏れたときとそれほど対処に違いがありませんので、ここでは触れません。胆汁が漏れていると思っても、熱や腹痛がなければあわてて対処する必要はないでしょう。

　それよりも、肝切除においてとくに他の消化器外科手術よりも**圧倒的に怖いのは出血**です。

なぜ出血が怖いか

　知っていますか？　肝臓は血の塊のような臓器です。肝臓の中には無数の血管がそれこそ縦横無尽に存在しているのです。手術で肝臓を「切る」ときには、これらの血管一本一本をすべて丁寧に処理するのです。ですから、肝臓の手術はとても難しく、大変です。

　もちろん太い血管は目で見て確認し処理することができます。でも血管の中にはめっちゃ細いのもいるんですよ。1mmとか、それよりもっと細くて髪の毛みたいなのとか！　こういうのも確認できれば糸で縛ったり、器械で焼き切ったりします。残念ながら血管であることに気づかずに、ちぎれてしまったり切れてしまったりするものもあるのです。いずれにせよ、非常にたくさんの血管が肝臓手術では処理されているのです。そのぶんだけ、**手術後の出血のリスクは高い**のです。

　僕たちの施設でも、残念ながら年に一回くらいは、手術した当日とか翌日に「あれ、ドレーンが赤い！」となって悩んだり、実際再開腹することもあります。

まずすること

　さて、「肝切除後のドレーンが赤い」と思ったら。これまで本書をまじめに読んでいたあなたにとってはもはや復習でしかありません。まずは、**患者さんをよくみましょう。**

　意識はありますか？　しゃべり掛けてみましょう。麻酔の影響で意識がドロドロしている場合は判断が難しいかもしれません。目は合いますか？

　体を触ってみてください。冷たくないですか？　変な汗はかいていませんか？

　血圧・脈拍を測定してみましょう。本当にヤバイとき、自動血圧計は信用できません。触診でも測ってみましょう。血圧低下、脈拍アップはマズイです。とくに血圧の値よりも脈拍の値のほうが大きいときは、危険です（血圧80、脈拍100とか）。根拠は知りません。昔の上司がそう教えてくれました。

次にすること

　さて、意識もバイタルも大丈夫だったら、ドレーンをゆっくり観察しましょう。**赤いですか？**

　誰が見てもはっきりわかるほど赤ければ、この先の過程はすべて飛ばして早く医師を呼びましょう。油断していると奴らはすぐに飲みに行ってしまいます。とくに日ごろの抑圧から解放されがちな金曜日とかは要注意です（冗談です）。何て言ったらいいかって？　簡単です。「出血しているから来てください」、これでOKです。大丈夫、絶対来ます。もしこうやって言って来ないならクビです。患者さんのことが落ち着いたら送別会の店を探したほうがよいでしょう。

　では、「赤いけど、こんなもんかしらねー？」というとき。まあ、呼べば

第13章　肝切除のドレーン管理

いいんですよ。呼べばいいんだけど、知りたくないですか？　これは新鮮な出血なのか、そうじゃないのか？

知りたいあなたへ

　私が判断するときに、重視するポイントは、排液の温度、コアグラの有無、白いガーゼとの対比です。

　まず、温度。ドレーンチューブを触ってみてください。手で触るだけでよくわからないときは、おでこや頬を当ててみましょう。そうです。子どもの熱があるかどうか心配なときにおでこをくっつけますよね。あれと同じです。**温かければ、新鮮な出血の可能性が高い**です。

　今度は排液を白いガーゼの上に出してみましょう。トコロテンみたいに**ドロッとした塊はありませんか？**　それがコアグラ（凝血塊）です。これも新鮮な出血を疑う所見です。

　最後に、**白いガーゼに染み込んだ液体をマジマジと観察**してみてください。部屋の光の加減などで、管の中や排液バッグの中に存在したときには赤く見えた排液が、実際に出してみると意外と赤くないということはよくあります。

　最後に裏技を一つ。皆さんの病院でも、集中治療室や救急外来などに簡易血液ガス分析装置がありますよね。私は、看護師さんに「ドレーンが赤い」と言って呼ばれたときには、これを利用してヘモグロビン値を測定しています。臨床的に問題とならないくらいの赤さのときは「測定不能」と返ってきます。お腹をもう一回開けるか悩むようなときはだいたい「5g/dL」前後です。（ただし、機械や状況でこれらの値はわりと簡単に変化します。あと、コストは無視ね、あくまで裏技です。）

　赤さ（性状）ももちろん大事ですが、量もとっても大事です。

　再開腹？　それとも様子をみる？

　さて、決めなければいけません。お腹をもう一回開けるべきか、それとも様子をみるべきか。先ほど、いろいろと書いた数々の判断材料を参考に決めるのです。とても難しい判断です。もう一度おなかを開けるのは、肝臓の手術ではありますが、まさに「断腸の思い」です。主治医が決めるべきですし、主治医の判断は尊重されなければいけません。

糧とする

　このようなとき、いつも若い先生に同じ話をします。「今日のことを絶対に忘れてはいけない」。

　標準的な手術や治療方針の決定と異なり、術後合併症の治療に「標準治療」はありません。患者さんの顔色、バイタル、ドレーン排液の色・量、人員、時間帯、etc. さまざまな要素を勘案して最良の方法を模索する必要があります。一例一例において状況はすべて異なり、どれ一つとして同じということはありません。さらに、このような非常事態は年に何回もありません。

　だからこそ、そのような状況に遭遇した若手は幸運です（誤解のないように言っておきますが、患者さんにとってはこのうえない不幸です。若手外科医にとってはその先の長い外科医人生のなかで回避不能な重症合併症について学ぶまたとない好機という意味ですよ）。将来自分が主治医、執刀医となったときに嫌でも遭遇する出血という合併症のときに、うろたえず正しい判断を下せるかどうかは、若いときの経験によって決定されます。ですから、このようなイベントに遭遇したら、排液の性状や量に限らずさまざまな状況をすべて記憶しておくべきでしょう。家に帰ってご飯やお風呂がすんだら、メモや日記に残すとよいと思います。

再開腹の場合

　さて、再開腹すると決断すれば、話は難しくありません。家族に連絡、手術室と連絡、麻酔の先生に連絡、輸血を押さえて、術後の指示をして、などなど。いつもの緊急手術と同じです。みんなで力を合わせてやりましょう。

様子をみるの場合

　逆に、様子をみる方針となったときは難しくなります。「様子をみる」イコール「もう大丈夫」というわけではないからです。血圧、脈拍の変化、ドレーン排液量・性状の変化などを一晩こまめに監視する必要があります。そう、結局、**「再開腹」**も**「経過観察」**も、どちらも大変な判断なのです。

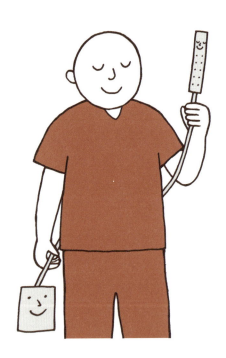

3 まとめ

　肝切除ほど、術後経過の良い患者さんと悪い患者さんの差が大きい手術はないかもしれません。術後経過が良ければ、患者さんはみるみる回復していきます。確かに創は大きいですが、食事は食べられるし、熱が出る理由もほとんどない。1週間から10日もすれば、十分退院できる状態になります。少し大袈裟にいえば、ぱっと見た目は開腹胆嚢摘出術と同じくらいの元気さです。

　でも、いったん経過が悪くなると、雪だるま式に状態は悪化していきます。出血、感染、肝不全。これらが無限ループのように輪廻し真綿で首を絞めるように患者さんの生命を追い込んでいきます。この無限ループの入り口は、そう、**「出血」**と**「感染」**です。ドレーン管理が患者さんの状態悪化を阻止できる余地があるとすれば、この段階でしょう。

　他の消化器外科手術でもまったく同様なのですが、肝臓手術ではよりシビアに患者さんの状態の変化に対応する必要があると思います。

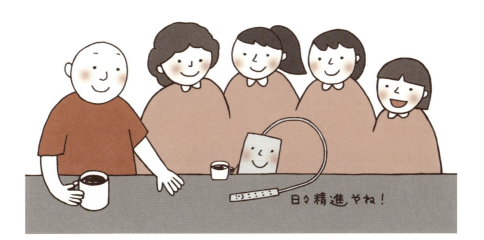

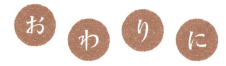

　ドレーンの本です。じつに細かいマニアックなコダワリが列挙されている、興味のない人間には何にも面白くない本です。ですが、私はこの本を通して、あるメッセージを表現しようとしました。それは、「真摯に患者さんと向き合うことの重要性」です。

　本書中で何度となく触れましたが、ドレーンは血圧計や酸素飽和度モニターなどと同じで、患者さんの状態を推測・予想するただの道具でしかありません。ですから、ドレーンの異常を発見した際にまず行なうべきことは、患者さんを診察することです。表情はよいか、おなかを痛がっていないか、変な汗をかいていないか、手足は温かいか、etc……。

　本書では、ドレーンについてディテールを追求した話をたくさんしましたが、決してドレーンだけを見ないでください。ドレーンが仮に異常でも、患者さんが元気ならよいのです。逆にドレーンがどれだけきれいでも、患者さんが苦しんでいればドレーンを信用してはならないのです。

　さて、この本は当然、私一人の力で完成したわけではありません。貴重な写真を提供してくれた愛知県がんセンター中央病院消化器外科部スタッフのみんな、ドレーン排液の写真撮影などに快く協力してくれたレジデントの先生たち、看護師さん。なかなか筆が進まない私を叱咤激励し、最後まで書き上げさせてくれた、メディカ出版の野坂さん。これまで私にドレーンの知識を教えてくれた諸先輩方。帰りが遅いのにたまにしか文句を言わず我慢してくれている家族。みなさんのおかげです。感謝します。

2016 年 9 月
夏目誠治

あのなあのな ちょっとココみといてくれへんか なんか
リークしてそうな気いするんやわぁ リークやで リーク
えっわからへん？もれとんやもれやそうや なんかでて
きとんのやええか ちゃんとうちをええとこおいて
もらわへんかったらこれなおれへんでちゃんと
わかっとんのかおしえたっとるんやから
しっかりしいやぁ

うちのゆうとおり
にいや ほんまに！

索引

A~Z

air　42
cavity　→キャビティー
Child変法　138
PD　→膵頭十二指腸切除
PTBDカテーテル　61

あ行

赤ワイン色
　　9、29、119、126、141
アミラーゼ値
　　29、119、128、142
遺残　47
胃切除　116
移送　101
逸脱　38
一本化　93
胃内容排出遅延　140

インフォメーションドレーン
　　9、58
膿　51、127、143
応援　50、103
温度　24、156

か行

ガーゼ交換　66
開放式ドレーン　65
カス　30
仮性動脈瘤　133
肝切除　152
感染　28、127、143
逆行性感染　66、110
キャビティー　90、92
凝血塊　24、156
局所麻酔　102
空気　30
蛍光緑　27

経皮経肝胆道ドレナージカテーテル　61
血圧　50
血性　24
コアグラ　24、156
濃さ　24
固定　35、38、103、130
誤抜去防止　112

さ行

再開腹　154、158
細菌性腹膜炎　122
再建　116、138
再手術　122、123
残胃十二指腸吻合部　118
シーラス　23
止血　134
持続吸引　68
刺入部　35
脂肪成分の摂取　28
十二指腸液　118
出血　50、132、154
術後経過良好　106
漿液性　23
小腸液　27

情報ドレーン　9、58
ショック　50
人工肛門造設　123
膵液　51、126、141、147
膵液漏　9、29、119、125、141
　——の重症度　142
　——の定義　128、141
　——の程度　141
　術後早期——　126
膵管チューブ　60、139、145、147
膵腸吻合部　146
　——ドレーン　60、139
膵頭十二指腸切除　59、137
線維化組織　73
前投薬　101
造影用カテーテル　88

た行

胆管空腸吻合部ドレーン　139、149
淡血性　22、24
胆汁　27、51、154
胆汁漏　149
淡淡血性　22

チーム医療　107
茶色　26
腸液　26、51、141
直腸前方切除術　121
治療ドレーン　16、58、58
沈殿物　107
停滞　42
テープかぶれ　37
テカリ　27、29、126
動脈瘤　133
トリグリセリド　28
ドレーン
　　──が抜けかけ　48
　　──が抜けた　46
　　──が跳ねる　11、86
　　──交換　67、83、96
　　──抜去　105
ドレナージ不良
　　53、123、131、145

な行

濁り　27
乳び腹水　28
抜き間違い　112
熱　108、122、131

膿瘍ドレナージ　63
膿性　28

は行

灰色　27
白色　27、29
白濁　28
バルンカテーテル　61
皮膚障害　37
ビルロートⅠ法再建　116、118
ビルロートⅡ法再建　117、120
腹腔内膿瘍　62
腹膜炎　92
閉鎖式ドレーン　65
閉塞　11、54
ヘモグロビン測定　156
便　26、51
縫合不全　9、91
　　──の治りかた　18
　　胃空腸吻合部の──　120
　　残胃十二指腸吻合部の──　118
　　膵腸吻合部の──　141
　　直腸──　122
発赤　37、130

ま行

マイナーリーク　91
緑色　27
脈拍　50
ミルキング　42、54、130
迷走神経反射　101
メジャーリーク　91

や行

幽門側胃切除　116

ら行

緑膿菌感染　27
リンパ節郭清
　　28、119、132、135
リンパ漏　28
ルーワイ再建　117、120
瘻孔　71、86
瘻孔造影　88、96、131
ロストステント　146

わ行

脇漏れ　35、53、130

ドレーンは語る
―消化器外科術後アセスメント

2016年11月20日発行　第1版第1刷

著　者　夏目　誠治

発行者　長谷川　素美

発行所　株式会社メディカ出版
　　　　〒532-8588
　　　　大阪市淀川区宮原3-4-30
　　　　ニッセイ新大阪ビル16F
　　　　http://www.medica.co.jp/

編集担当　野坂直子
装　　幀　市川竜
イラスト　みやよしえ
組　　版　株式会社明昌堂
印刷・製本　株式会社シナノ パブリッシング プレス

© Seiji NATSUME, 2016

本書の複製権・翻訳権・翻案権・上映権・譲渡権・公衆送信権
（送信可能化権を含む）は、（株）メディカ出版が保有します。

ISBN978-4-8404-6115-3　　　Printed and bound in Japan

当社出版物に関する各種お問い合わせ先（受付時間：平日9：00～17：00）
●編集内容については、編集局 06-6398-5048
●ご注文・不良品（乱丁・落丁）については、お客様センター 0120-276-591
●付属の CD-ROM、DVD、ダウンロードの動作不具合などについては、
　デジタル助っ人サービス 0120-276-592